MENSCH, BEWEG DICH EINFACH!

Karsten Schellenberg
mit Andreas Steffen

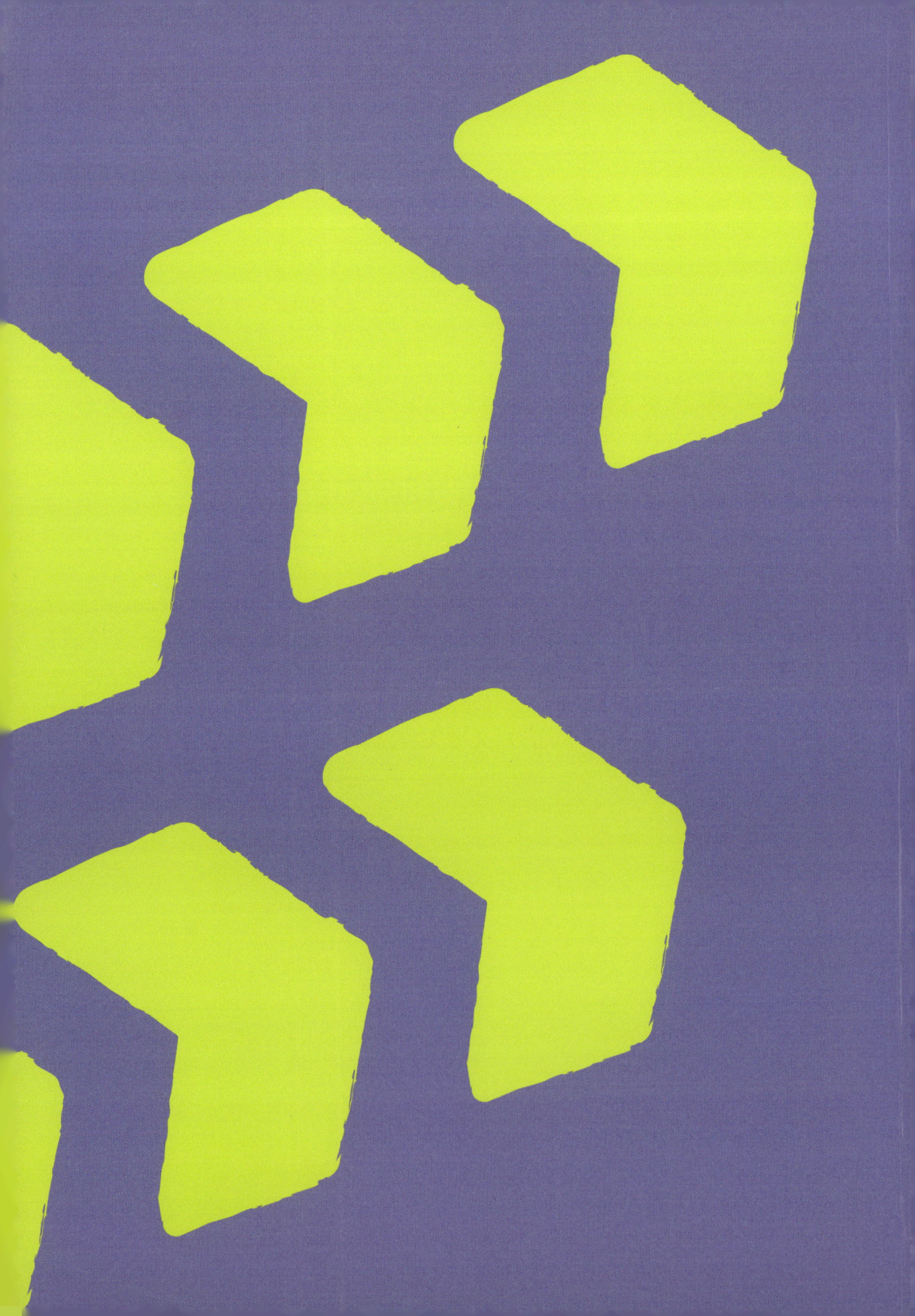

Karsten Schellenberg
mit Andreas Steffen

Mit einem
Vorwort von
Rea Garvey

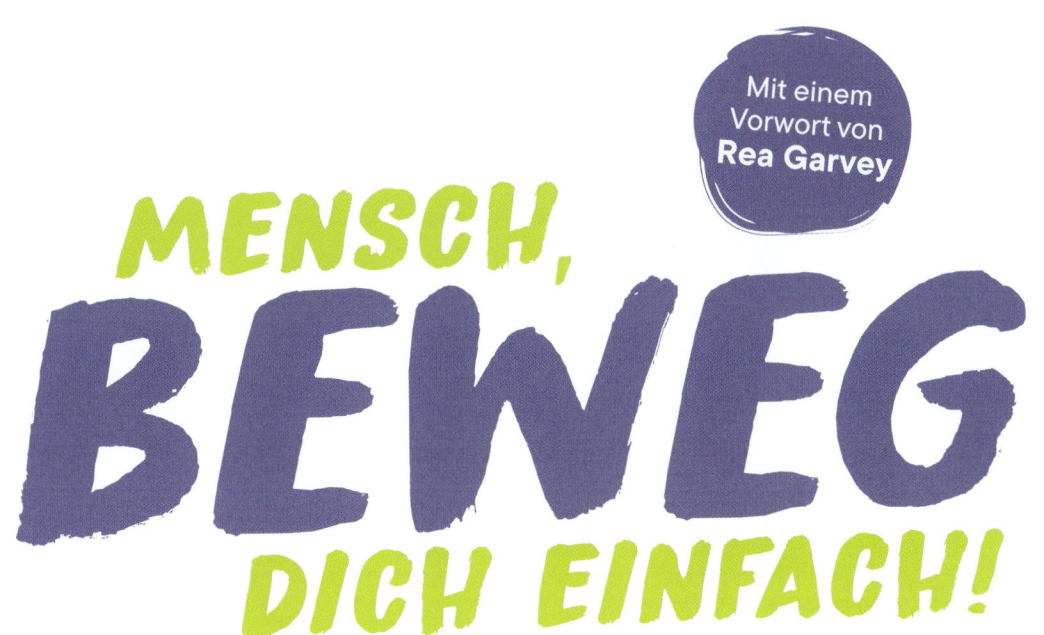

MENSCH,
BEWEG
DICH EINFACH!

Für weniger Stress und
mehr Wohlbefinden, Fitness
und Energie im Alltag

südwest

INHALT

VORWORT
VON REA GARVEY

Man sollte meinen, dass ein Fitnesstrainer eher einen »Fitnessguru« als einen Musiker zu Wort kommen lassen würde, wenn es darum geht, diesem Buch seine Wirksamkeit zu attestieren. Aber das ist eben Karsten Schellenberg: Seine Wege sind niemals typisch, niemals langweilig und immer garantiert ein Erfolg!

Ich trainiere jetzt schon seit 16 Jahren mit Karsten und ich weiß, dass er zur Riege der europaweit besten Trainer gehört. Ich spreche aus Erfahrung, wenn ich sage: Wenn du anfängst, mit jemandem zu arbeiten, der mehr weiß als du, dann schaust du zu ihm auf. Aber mit der Zeit lernst du immer mehr dazu und irgendwann begegnet man sich auf Augenhöhe. Weil du dann an dem Wissen teilhast, weil du weißt, was der andere weiß. Beflügelt durch einen gewissen Ehrgeiz, bist du vielleicht sogar irgendwann der Bessere, du bist dann der Experte – und der, der einst dein Lehrer war, schaut dann zu dir auf. Das ist mir über die Jahre schon mit vielen so gegangen, mit denen ich gearbeitet habe, hauptsächlich weil ich jemand bin, der sich gern weiterentwickelt und immer hungrig ist nach mehr. In Karstens Fall verhält es sich anders: Ich schaue immer noch zu jemandem auf, dessen beständiges Streben nach kompaktem Wissen noch stärker ist als mein Streben nach Erfolg. Ich habe vorher noch nie jemanden getroffen, der nach außen hin einen Muskelmann darstellt, aber in Wahrheit ein Guru ist, der die Kunst beherrscht, durch Fitness zu heilen.

Wir möchten gern alle fliegen können, das ist kein neuer Traum, aber wir geben ihn oft allzu schnell auf. Wir möchten das Gefühl von Freiheit zurück, das wir gespürt haben, als wir noch Kinder waren, unbeschwert vom Gewicht des Lebens! Der leichteste Weg ist immer der kürzeste, du kommst genau dort an, wohin du dich aufmachst, weil du akzeptiert hast, dass du nicht weiterkommen wirst – aber das ist nicht die ganze Wahrheit, es ist einfach nur die bequemere Option. Erst nachdem ich selbst alle Optionen versucht hatte, einschließlich des »Nicht-Versuchens«, erkannte ich: Du brauchst einen Wegweiser, eine Person, die dir den Weg zur Fitness zeigt, deinen Weg. Das ist Karsten.

Seit ich Karsten begegnet bin, habe ich mich nicht ein einziges Mal auf die Waage gestellt. Denn das Gewicht war nicht mein Ziel, mein Ziel war es vielmehr, mich fit zu machen. Ich sage immer: Karsten macht dich von innen heraus fit. Er benutzt sein Wissen, seine Erfahrung, dir das Wasser aus dem Schwamm zu drücken. Ich erkläre es gern so: Dein Körper ist wie ein

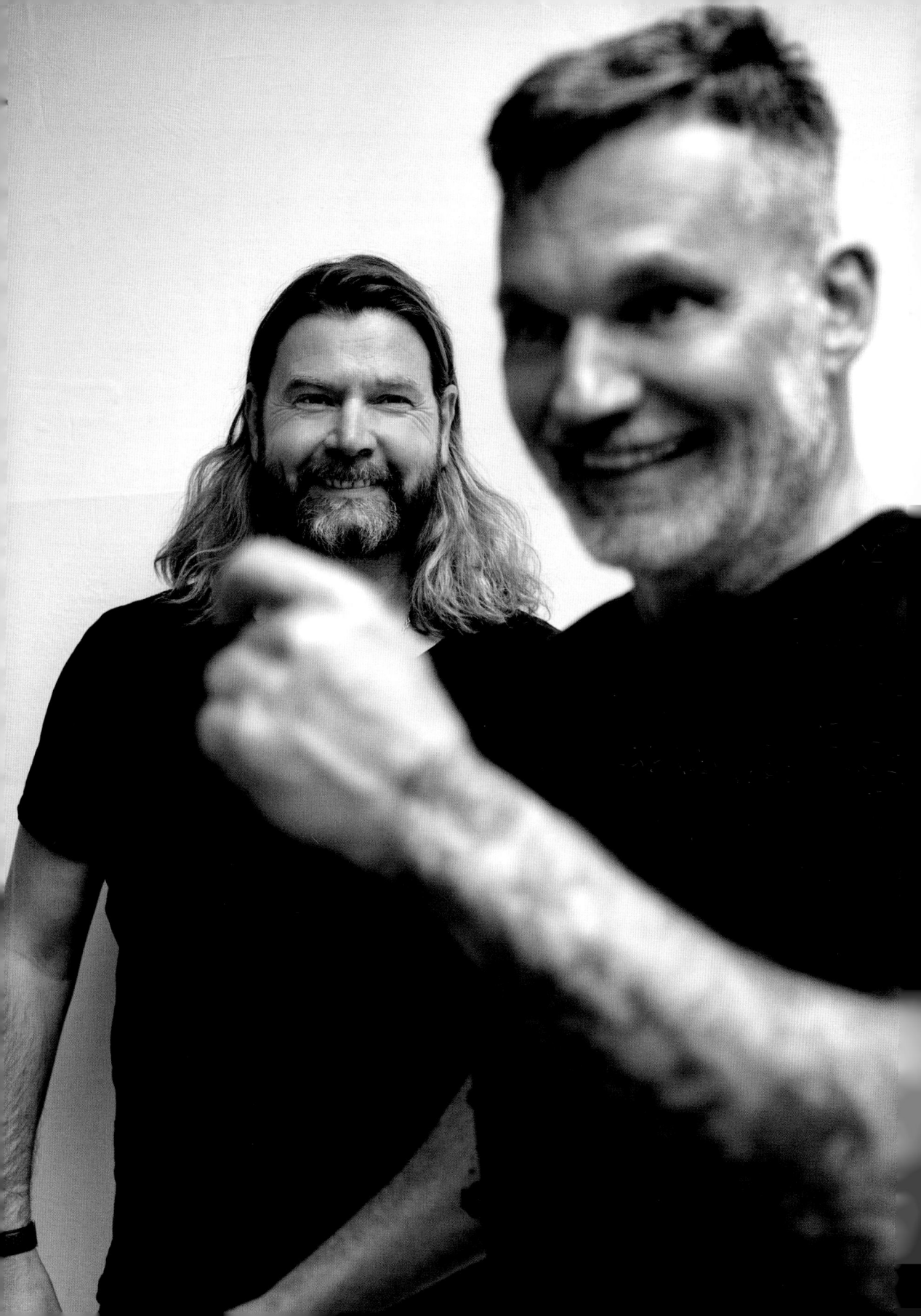

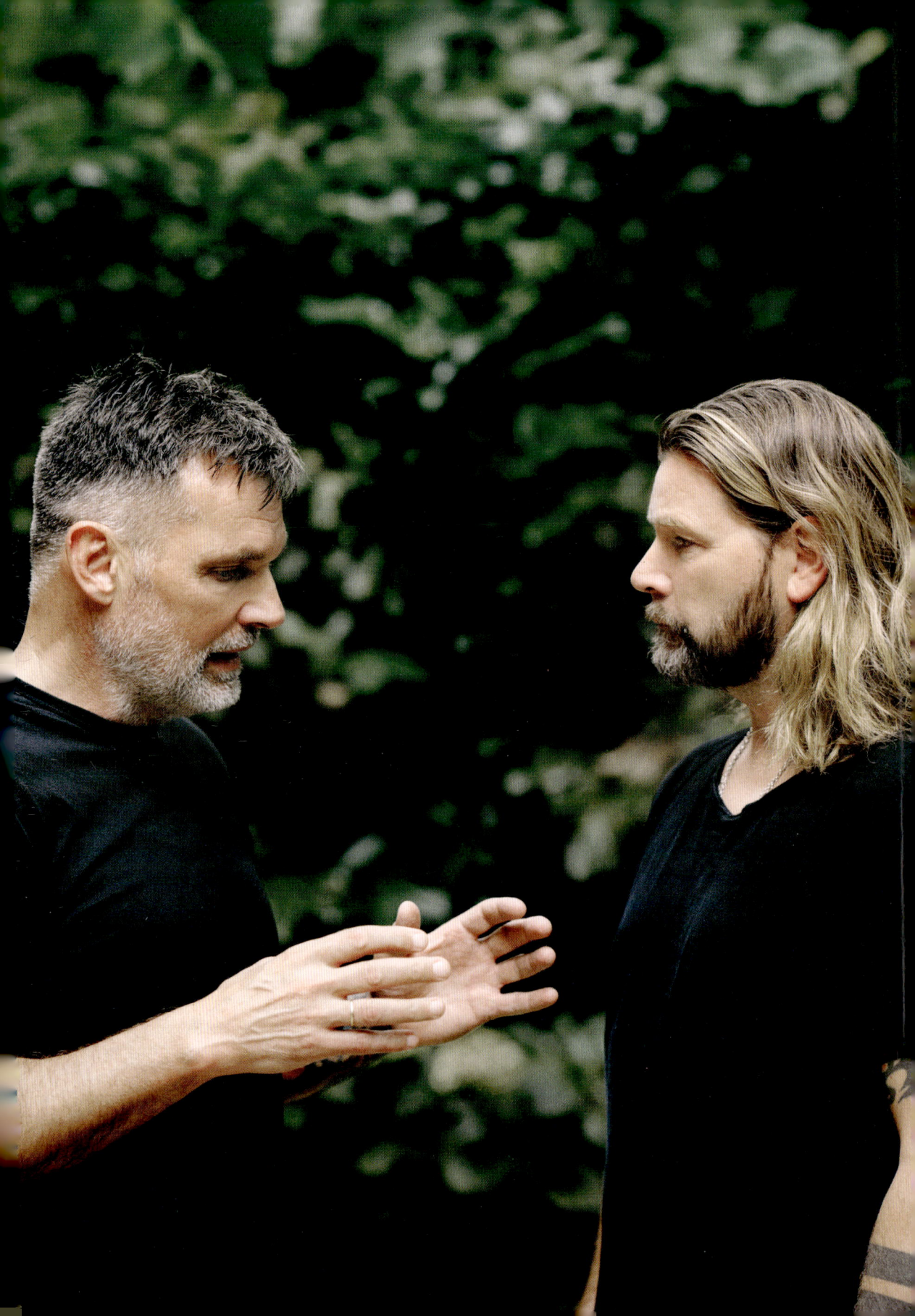

Schwamm, vollgesogen mit Stress und Fett und Frust und das Training fühlt sich so an, als würdest du dich selbst auswringen, sodass du dich wieder unbeschwert und voller Energie fühlst.

Zwei Jahre vor dem ersten Treffen mit Karsten bin ich eine Runde um die Hamburger Außenalster (7,4 Kilometer) gelaufen. Zurück im Hotel, bin ich buchstäblich am Frühstücksbüfett kollabiert – ich hatte das Gefühl, als hätte der Lauf meine ganze Energie aufgezehrt und mir keine Kraft mehr für den Tag übrig gelassen. Doch zwei Jahre später lief ich mit Karsten aus dem Stand gleich zwei Alsterrunden, ich duschte danach schnell und wir trafen uns zum Frühstück, bevor ich meinen vollen Terminkalender für den Tag anging. Karsten hat mein Leben gewaltig verändert. Der Unterschied ist nicht nur, dass ich fitter bin aufgrund unserer gemeinsamen Trainingseinheiten: Er gab mir einfach sofort das Gefühl, dass ich zwei Alsterrunden laufen KANN – und das, obwohl ich zuvor gerade mal eine mit Ach und Krach geschafft hatte.

Selbstdisziplin trug mich durch meinen ersten qualvollen Lauf – und Fachwissen brachte mich durch den zweiten. Karsten hat den Vorhang beiseitegeschoben und mir den wahren Weg zur Fitness gezeigt! Keine Magie, keine Tricks, einfach harte Arbeit und der Glaube daran, dass ich es schaffe.

Selbstdisziplin ist löblich und kann im Leben sehr hilfreich sein, doch wenn es um Fitness geht, machst du es dir dadurch auch manchmal unnötig schwer, wenn du denkst: »Ohne Fleiß kein Preis!« Karsten hat mich aufgeklärt und mir viele falsche Mythen und Mysterien genommen, indem er Fitness auf eine einfache, verständliche Ebene gebracht hat. Ich bin ein logisch denkender Mensch – je mehr ich verstehe, desto effektiver ist das Ergebnis meiner Anstrengungen. Durch die Workouts mit Karsten und dadurch, dass er mir sein Fachwissen in Sachen Ernährung und Fitness vermittelte, muss ich mich nicht länger an schmerzhafte Grenzen bringen, die doch nur zu Demotivation führten.

Zu guter Letzt kenne ich mich und ich bin ehrlich zu mir. Ich liebe es, das Leben zu genießen und zu feiern, und mein Lebensstil ist nicht immer im Einklang mit meinem Wunsch, fit zu sein. Ich reise derart viel, dass es nicht immer leicht ist, das optimale Fitnesslevel zu halten. Manchmal gibt es auf Tournee mehr Partys als Fitnessklubs. Und Essen am späten Abend in Kombination mit wenig Schlaf fordert gelegentlich auch mal seinen Tribut. Doch im Leben kommt es aufs Gleichgewicht an und obwohl ich vielleicht noch nicht meine perfekte Balance gefunden habe, hat mir Karsten geholfen, die richtigen Schritte in die richtige Richtung zu machen!

God bless.
Rea Garvey, Berlin im Juni 2023

Dieses Buch habe ich nach bestem Wissen und Gewissen geschrieben. Alle Erklärungen, Ratschläge, Beschreibungen und Bewegungsanleitungen beruhen auf meiner mehr als 40-jährigen Berufserfahrung. Menschen mit Vorerkrankungen empfehle ich, eine ärztliche Voruntersuchung zu absolvieren, bevor sie mit den Bewegungen beginnen. Alle Experten und mein Co-Autor sind eigenverantwortlich für ihre Aussagen.

KARSTEN SCHELLENBERG

Berlin im August 2023

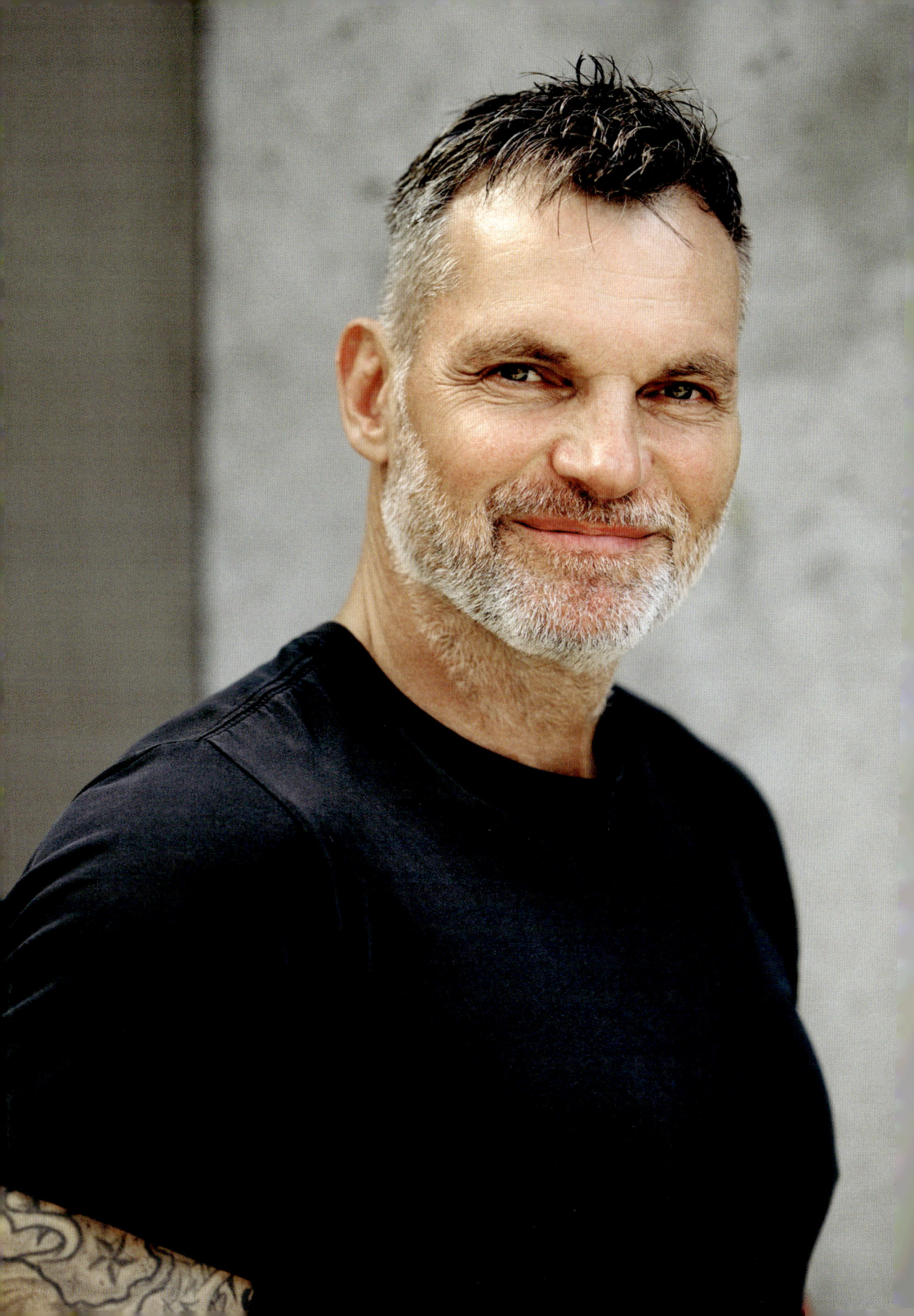

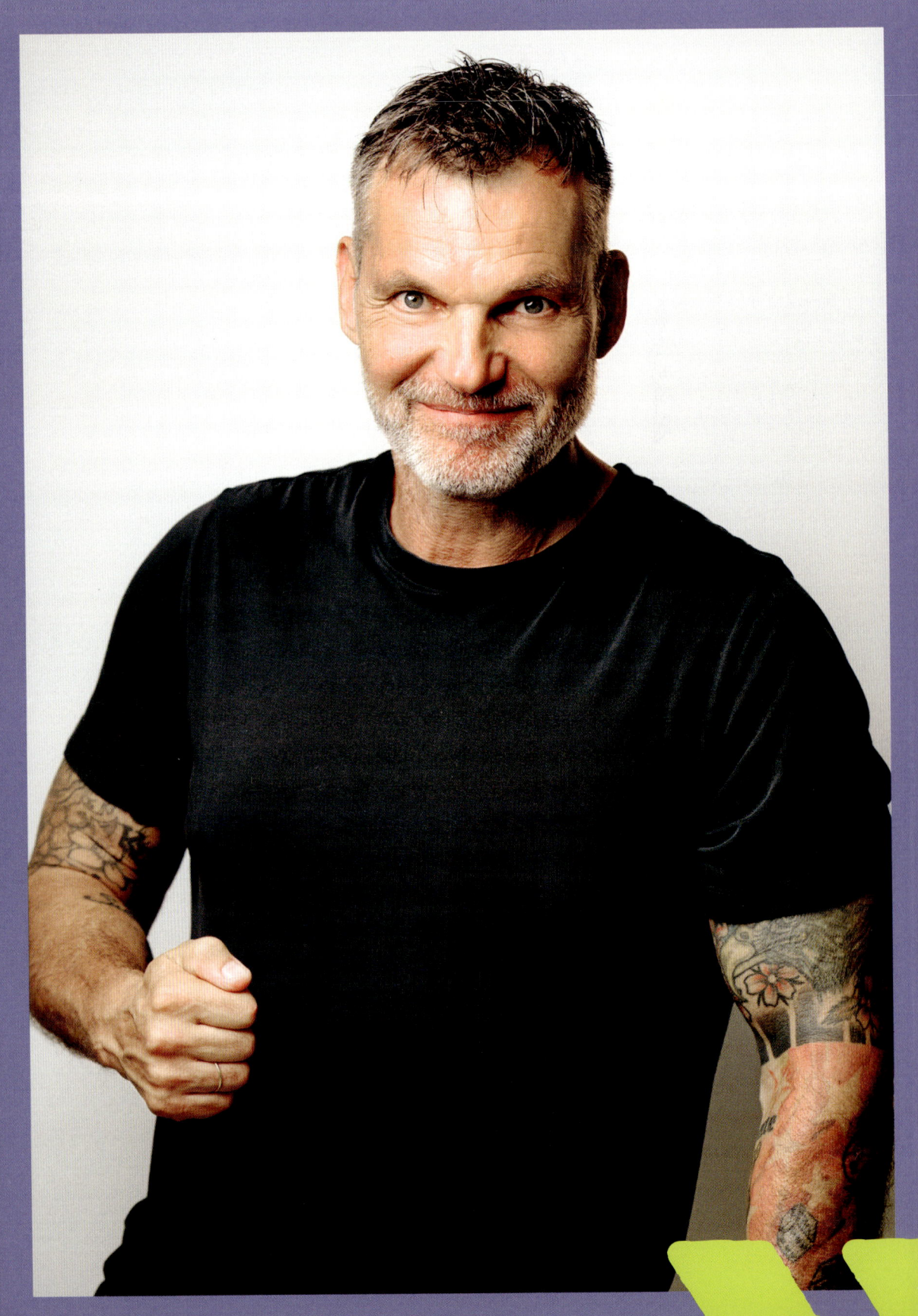

EINIGE GEDANKEN VORAB UND EIN GESPRÄCH ZU ZWEIT

EINIGE GEDANKEN VORAB UND EIN GESPRÄCH ZU ZWEIT

Wofür braucht es dieses Buch, wenn es doch schon so viel Literatur zu Bewegung gibt? Wen wollen wir damit ansprechen – und warum? Genau dafür haben wir uns unterhalten und geben Ihnen, liebe Leserin und lieber Leser, die wir im weiteren Verlauf zur persönlichen Ansprache ganz dreist duzen, einen ersten Einblick, was du von den weiteren Seiten erwarten kannst.

Wirklich?

Für Bewegung habe ich keine Zeit.
Ich habe es schon so oft versucht.
Das ist einfach nicht mein Ding.
Das funktioniert sowieso alles nicht.
Bei mir klappt das auf keinen Fall.
Das schafft doch niemand.
Alles nur Werbung!

Ja.

Bewegung kann anstrengend sein. Vielleicht kommt man dabei sogar ins Schwitzen. Möglicherweise muss man dafür Zeit aufwenden. Und eventuell macht dieses Bewegen gar nicht immer Spaß. (Doch womöglich hilft dir dieses Buch, damit die Bewegung – endlich! – Freude macht.)

Mit dem momentanen Zustand hat man sich doch eigentlich wunderbar arrangiert. Und nicht nur man selbst: Auch alle anderen Menschen drum herum kennen mich so, wie ich jetzt bin.

Was würde denn passieren, wenn ich mich jetzt verändere?

Achtung!

Wenn du dieses Buch nicht nur in die Hand nimmst, sondern tatsächlich bereit bist, dich zu bewegen, dich vielleicht sogar zu verändern, dabei langjährig gehegte Glaubenssätze wie »Ich kann das nicht!« infrage zu stellen, dann können sich womöglich auch noch einige andere Dinge in deinem Leben in Bewegung setzen. Und das kann sich seltsam anfühlen. Das kann sich ungewohnt und unbekannt anfühlen. Dadurch wirst du dich vielleicht zunächst unsicher fühlen. Und andere Menschen aus deinem Umfeld auch. Weil du etwas veränderst. Weil du dich veränderst. Weil du dich in Bewegung setzt.

Daher frag dich bitte: Willst du das? Willst du die gewohnte Komfortzone verlassen? Willst du nicht nur »etwas«, sondern dich selbst verändern? Willst du die Verantwortung für dein Leben, für Bewegung, Gesundheit und Zufriedenheit in die eigene Hand nehmen?

Bitte stell dir diese Fragen, bevor du anfängst zu lesen.

Wenn die Antwort hierzu »nein« lautet, ist das in Ordnung. Dann lies am besten gar nicht weiter. Dann verschenk das Buch. Wenn es sich für dich besser anfühlt, die Verantwortung für dein eigenes Wohlbefinden an andere abzugeben, dann ist das völlig okay.

Falls deine Antwort jedoch »ja« lautet, dann freue ich mich darauf, dir mit diesem Buch Impulse für mehr Bewegung an die Hand zu geben. Dir ebenso wertvolle wie einfache Grundlagen in die Hand zu legen. So, dass du selbst damit arbeiten kannst. Als Geschenk für dich selbst.

Dialog von Karsten Schellenberg und Andreas Steffen: Was wir uns dabei gedacht haben

Andreas: *Karsten, noch ein Buch über Bewegung? Gibt es davon nicht schon mehr als genug?*

Karsten: Ein klares Nein. Es gibt viele Trainingsbücher, doch da reihen wir uns ja gar nicht ein. Hierbei geht es um eine grundsätzliche, eine positive Veränderung im Leben. Also weg von diesem Leistungswahn, der überall kursiert. Und zwar hin zur ganz natürlichen Bewegung. Das Buch ist ein Impuls, um sich als Mensch selbst an die Hand zu nehmen.

An wen richtet sich dieser Impuls?

An solche Menschen, die sagen: »Ich möchte, dass es mir besser geht.« Dabei geht es um jede Art von Mensch. Leute in Start-ups sind ebenso damit angesprochen wie die Lehrerin in der Schule, der Betreuer in der Kita, die Teamleiterin in der Bank oder der Kassierer im Supermarkt.

Was dürfen diese Menschen vom Buch erwarten?

All diesen ganz verschiedenen Menschen in ihren unterschiedlichen Lebenslagen möchte ich vermitteln, dass man mit disziplinierter Bewegung täglich das eigene Leben verändern und verbessern kann.

Kurz zu dir, Karsten: Du bist Coach und Personal Trainer. Wie lange beschäftigst du dich selbst schon mit Bewegung und Gesundheit? Wie fing das an?

Als ich sieben war, bin ich zum Handballverein gegangen. Und das erzähle ich deswegen, weil ich hier zugeben muss, dass ich in einer Sportart der Schlechteste aus ganz Berlin gewesen bin. Ich musste die Mannschaft während eines Turniers verlassen, weil ich einfach schlecht war. Das hat mich auch geprägt. Danach habe ich mit dem Boxsport begonnen, das hat schon besser gepasst. Dort habe ich die Umkleidekabinen sauber gemacht, damit ich mittrainieren durfte. Das werde ich nie vergessen. Das war der SBC in Spandau, da bin ich heute ehrenamtlich als Flächentrainer in der Fitnessabteilung aktiv. Das macht mir viel Spaß, da lernt man als Trainer immer dazu, hat ganz viel Kontakt zu den unterschiedlichsten Menschen. Das erdet ungemein.

Menschen und Lernen: Das sind ja Dinge, die dich als Person sehr ausmachen. Wie ging es danach weiter?

Vom Boxen bin ich zum Karate und Kickboxen gekommen. Davon gibt es noch schöne Bilder aus den 1970er-Jahren! Dann habe ich mich, von Arnold Schwarzenegger inspiriert, mit Bodybuilding beschäftigt, hab zunächst zu Hause trainiert, bin später ins Studio gegangen und war so motiviert, dass ich mit 20 Jahren meinen ersten Bodybuilding-Wettkampf absolviert und gewonnen habe. Kurz darauf, das ist 1984 gewesen, war ich im Sportstudio Gerstenberger hierzulande einer der ersten Flächentrainer, bin dann ins Studio Wolf gewechselt.

Dort habe ich dich 1988 kennengelernt. Zu dieser Zeit hast du regelmäßig auf der Bühne gestanden.

Genau. Bis 1995 war ich national und auch international als Bodybuilder aktiv. Vorher hatte ich, das war 1986, meine erste Trainerlizenz gemacht, die habe ich immer noch zu Hause. Nebenbei habe ich Kraftsport trainiert, speziell Bankdrücken, und an Meisterschaften teilgenommen. In späteren Jahren bin ich zu Extremsport-Wettkämpfen und dem hochalpinen Wandern gekommen. Das war für mich noch mal eine ganz besondere Erfahrung, von der ich viel gelernt habe.

Was genau ist das gewesen?

Das waren Ultraläufe, beispielsweise über 240 Kilometer beim Transalpine Run quer durch die Alpen. Das sind ganz spezielle Anforderungen an meine

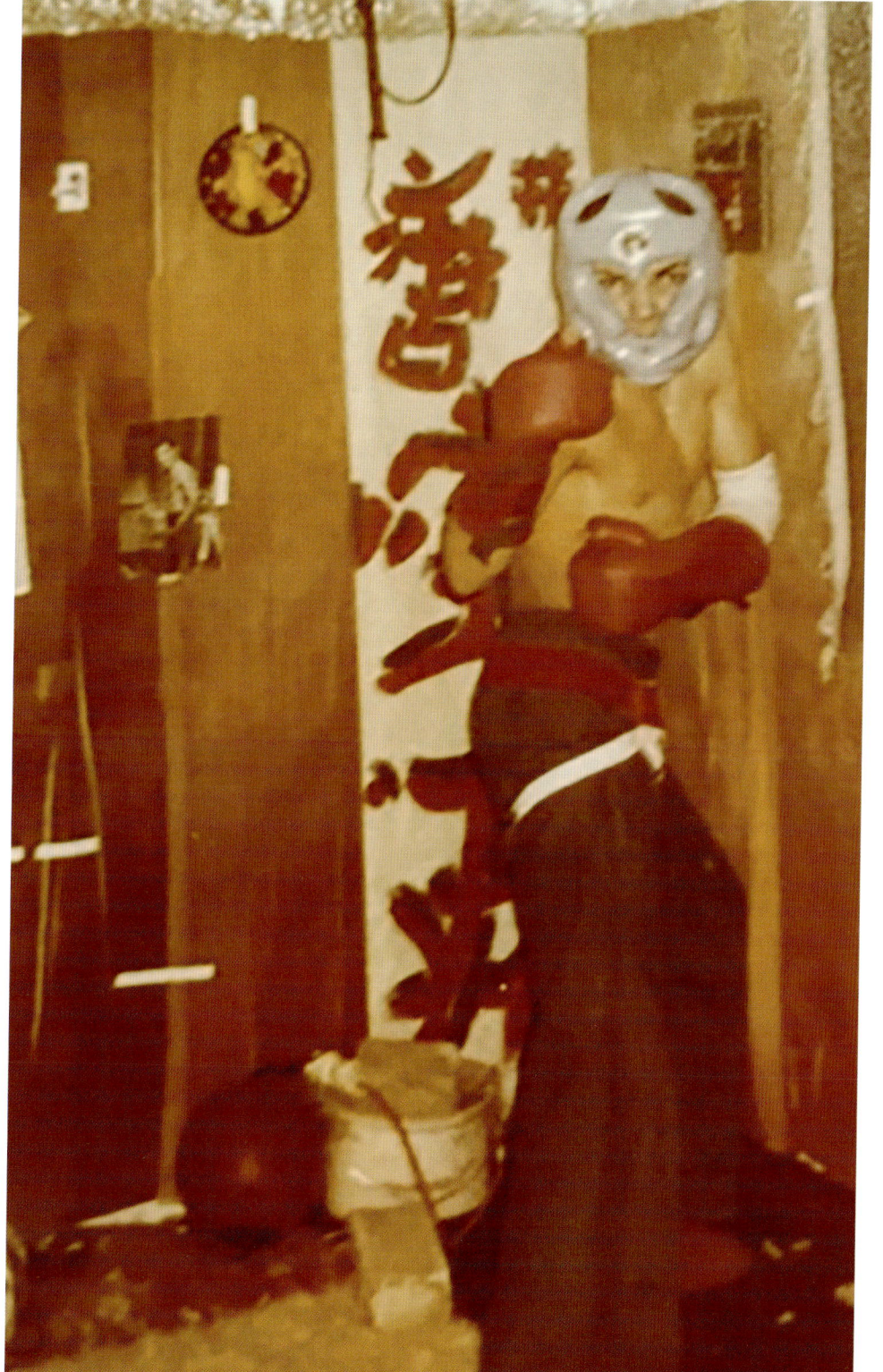

Willenskraft gewesen. Körperlich war das schon tough, doch den Kopf dafür zu trainieren, war insbesondere als Amateur eine echte Challenge. Heute bin ich noch sehr aktiv, weil ich das für mich, für meinen Körper brauche. Niederlagen, Schmerzen, Verletzungen, Grenzen – all das auch selbst erlebt zu haben, gehört nach meinem Verständnis mit dazu, um ein guter Trainer zu sein.

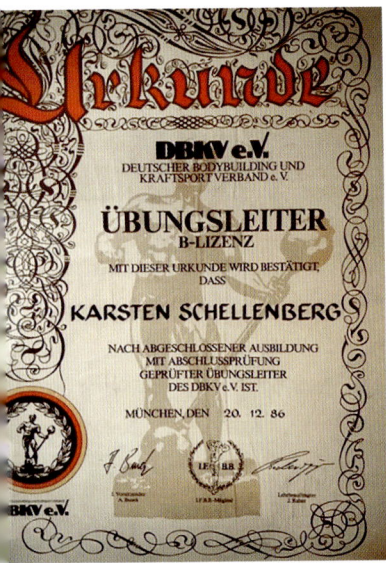

Wie lange bist du schon als Personal Trainer im Einsatz? Und wie läuft diese Zusammenarbeit ab?

Das sind inzwischen mehr als 30 Jahre, 1991 habe ich damit angefangen. Dabei arbeite ich vor allem mit Menschen, die in der Öffentlichkeit stehen. Die betreue ich zum Teil 24/7, also manchmal rund um die Uhr. Und mit Amateursportlern, die sich auf Wettkämpfe vorbereiten. Auch das macht mir richtig viel Spaß.

Stichwort »Wettkampf«: Rea steht auf der Bühne, Anna vor der Kamera, andere im Stadion oder in der mit Publikum gefüllten Sportarena … Was erlebst du bei anderen, nicht prominenten Menschen oder Nicht-Leistungssportler*innen, mit welchen Wettkämpfen, welchem Druck haben sie es im Alltag ohne Rampenlicht zu tun? Und schaffen sie es, dass sie sich nicht durch überehrgeiziges Training noch zusätzlichen Druck und Stress erzeugen, wo doch eigentlich Spaß und Freude im Vordergrund stehen sollten?

Ja, das ist tatsächlich immer wieder eine Herausforderung. Denn viele Menschen nehmen den Druck von der Arbeit mit hinein in ihr Privatleben. Dabei muss es nicht noch mehr Höchstleistung in der Freizeit sein. Vielmehr sollte die Bewegung dann dazu dienen, diesen Arbeitsdruck und Stress abzubauen – und nicht, um neuen zu erzeugen. Doch das ist oft nicht leicht, weil diese Menschen meist nur »Leistung, Leistung, Leistung« kennen. Oder können. Dann braucht es ein Umdenken und Neulernen, das fängt im Kopf an.

Nun kenne ich dich lang und gut genug, um zu wissen, wie viel Wert du auf Disziplin legst. Braucht es stets harte, kompromisslose und disziplinierte Arbeit, um sich mehr zu bewegen? Oder darf das auch Spaß machen?

Schweiß, Blut und Tränen – das ist genau die Richtung, in die dieses Buch nicht geht! Denn davon gibt es genug andere Bücher und Ratgeber. So was wie »Schweiß fließt, wenn Muskeln weinen« will ich gar nicht haben! Schmerzen, Leiden … nee! Natürlich braucht es eine gewisse Disziplin, um eigene Ziele zu erreichen, das sollte klar werden. Doch der Spaß, die Freude am eigenen Bewegen, das ist ganz wichtig. Wir haben uns zwar selbst auferlegt, dass wir auf hohle Phrasen verzichten, doch einen Leitsatz halte ich für unabdingbar: »Erfolg ist die Konsequenz des Machens.« Und dieser Erfolg ist eben ganz elementar damit verbunden, dass man sich über das Bewegen freut. Möglichst nicht nur hinterher, sondern auch schon währenddessen. Wenn ich mich jedes Mal quäle, im schlimmsten Fall noch ohne eigenes Ziel, ohne echte innere Motivation, dann werde ich schnell frustriert sein und aufgeben.

»Einfach machen«, diesen Leitsatz mag ich in ganz vielen Bereichen des Lebens oder bei der Arbeit wirklich gern. Aber wenn's mit der Bewegung so einfach wäre, warum machen es dann nicht alle?

Weil oft – von innen wie von außen auferlegt – ganz viel Leistungsdruck damit verbunden wird! Die Wissenschaft und auch meine eigenen Erfahrungen haben gezeigt, dass oft schon ein paar Minuten täglich mit ganz simplen Übungen ausreichen, damit sich Fehlhaltungen und falsche Bewegungsmuster langsam lösen. Das kann eine einfache Übung morgens im Badezimmer mit einem Handtuch sein, es muss also kein hochkomplexes Training sein. Keep it simple, das ist wichtig, um dranzubleiben.

Menschen sind ja bekanntlich nicht alle gleich, sondern ziemlich individuell. Braucht es daher nicht ungefähr sieben bis acht Milliarden Einzelexemplare dieses Buches, um nicht in die Patentrezeptfalle zu tappen?

Nee. Natürlich können wir nicht jeden einzelnen Menschen vollständig individuell mit diesem Buch betreuen. Und das wollen wir auch gar nicht. Es reicht aus, wenn man einige der Grundlagen versteht, sie auf sich selbst, auf den eigenen Körper und die eigene Lebenssituation bezieht. Und von dort aus in Bewegung kommt. Genau dafür sollte alles auf den folgenden Seiten so einfach und alltagstauglich wie möglich sein. Und wenn dann jemand sagt: »Aha, verstanden. Jetzt gehe ich raus, gehe schwimmen, Rad fahren oder spazieren. Probiere die erste Übung aus«, dann habe ich einen guten Job gemacht. Dann sind es wertvolle Impulse für mehr Bewegung und Beweglichkeit.

Wie ist das überhaupt: Bis zu welchem Alter sollte man sich bewegen? Gibt es nach oben hin eine Grenze?

Nö …

… und jetzt: Viel Freude beim Lesen und Bewegen!

Karsten Schellenberg
und Andreas Steffen

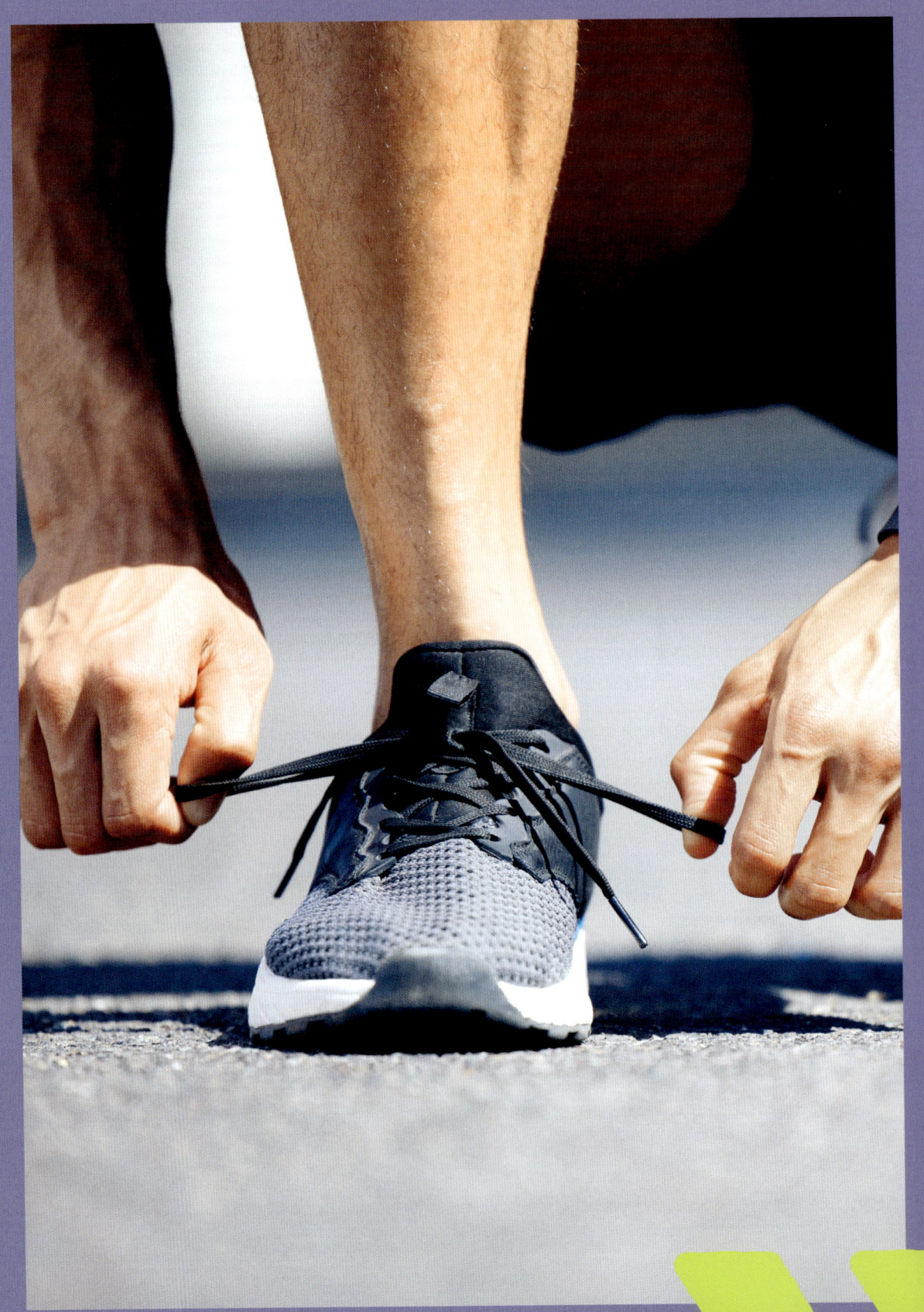

EINFÜHRUNG:
ES GEHT LOS!

EINFÜHRUNG: ES GEHT LOS!

Trainingsmethoden, Übungen, Geräte und Trainer sind nur
die Werkzeuge auf dem Weg zur eigenen Veränderung.
Der Motor bist du selbst.

Es gibt circa 50 Prozent Fitnessfanatiker (w/m/d) in Deutschland. Training jeden Tag, rund um die Uhr: Crossfit, Pilates, Marathon, Sprint, Action, Spinning und Power-Yoga … bravo! Doch es gibt auch noch die andere Hälfte, bei denen Bewegung nicht zum Alltag gehört – noch nicht. Und diese Bewegung mit dem Ziel von Gesundheit, Balance und Zufriedenheit im Leben muss auch gar nicht »Training« heißen, anstrengend oder mit Druck verbunden sein.

Das hier ist kein weiteres spektakuläres Fitnessbuch mit einem großartigen neuen Ansatz. Es ist ein Buch für dich, für einfache Bewegung.

Beweg dich einfach richtet sich an all diejenigen Menschen, die von sich selbst sagen: »Sport ist einfach nicht mein Ding, war es nie. Ich will mich aber besser fühlen, fitter sein und mehr Energie im Alltag haben und vor allem etwas gegen den alltäglichen Stress tun.« Dieses Buch ist für alle, die sich wieder mehr bewegen möchten, die jedoch keine Lust haben, sich an strenge Trainingspläne zu halten, dem neuesten Fitnesstrend hinterherzujagen oder sich Gedanken über das perfekte Sport-Outfit machen zu müssen.

Kinder sind ein Vorbild für ein gesundes Leben: Kinder essen, wenn sie hungrig sind, ruhen sich nach dem Toben und Turnen aus, und sie schlafen, wenn sie müde sind.

An vieles von dem, das wir als Kinder instinktiv wussten und getan haben, sollten wir uns erinnern.

In diesem Buch geht es nicht um noch eine »ganz neue« Methode, um fit und rank und schlank zu werden. Wir brauchen nicht die nächste und neueste Evolution des Trainings, sondern stattdessen die Revolution der einfachen Bewegung, also zurück zu unseren Basics als Menschen. Zu dem, was viele von uns vergessen oder verlernt haben: Bewegung im Alltag. Dieses Buch ist eine Gebrauchsanweisung für ein bewegtes Leben, ein Impuls für alle Menschen, die mehr über das Sich-einfach-Bewegen wissen wollen. Du wirst alles vergessen, was mit Fitness und Training in Verbindung steht.

Klingt einfach, denkst du? Stimmt. Ist auch so!

Ganz simpel, wirklich einfache Bewegungen, neue Routinen und positive, klare Gedanken – darauf kommt es an. Und das zeigt auch schon, worauf man guten Gewissens verzichten kann. Dass man viele der innovativen Fitnesstools ganz getrost ignorieren darf: chromglänzende High-End-Fitnessgeräte, schlaue Turnschuhe, die von selbst laufen, clevere Fitness-Apps auf dem Smartphone ... das alles braucht es nicht! Denn kein Schuh und keine App machen den Menschen fit, sondern nur wir uns selbst.

Der erste und elementare Schritt besteht darin, über eigene alltägliche Gewohnheiten nachzudenken und herauszufinden, was einen regelmäßig daran hindert, sich zu bewegen. Falschen Zielen hinterherzuhetzen, kann frustrierend sein und unnötig viel negative Energie, Druck oder Stress erzeugen.

Die Bereitschaft, sich selbst guttun zu wollen, Ehrlichkeit sich selbst gegenüber und das Erkennen persönlicher Grenzen wie auch Potenziale: All das wird dein Leben positiv verändern.

EIGENVERANTWORTUNG: WAS HEIßT DAS?

Eigenverantwortung bedeutet, dass man für sein eigenes Wohlbefinden und Glück verantwortlich ist. Es bedeutet, dass man die Verantwortung und Kontrolle über seine Gefühle, Entscheidungen und Handlungen übernimmt. Es bedeutet auch zu akzeptieren, dass man die Konsequenzen für seine Entscheidungen trägt. Auf gesundheitlicher Ebene bedeutet Eigenverantwortung, dass man sich um seine Gesundheit kümmert. Es heißt, dass man gesunde Entscheidungen trifft, indem man auf sich selbst achtet und sich für ein gesundes Leben entscheidet. Es bedeutet auch, dass man sich um seine psychische Gesundheit kümmert, indem man das eigene emotionale und mentale Wohlbefinden wichtig nimmt. Dass man sich bemüht, positive Gefühle zu haben und Stress zu reduzieren, und dass man sich bemüht, sich nicht permanent zu überfordern. Dann ist es nämlich keine Mühe, sondern etwas, das man gern macht. Weil man es für sich selbst tut.

Wir können wieder mehr Bewegung in unser Leben bringen!

Vielen Menschen ist der natürliche Bewegungsdrang abhandengekommen, weil sich heutzutage alles um Leistung, Training, Performance und das perfekte Aussehen dreht. Und zwar in allen Bereichen des Lebens. In der Familie, im Beruf (ganz gleich, ob als Handwerker, Abteilungsleitung, Buchhaltungskraft oder Firmenchefin) oder beim Sport – und gerade hier auch im Freizeitsport.

Denn der Freizeitsport hat sich in den letzten Jahren stark verändert. Vor allem durch Social Media hat die Verkopfung überhandgenommen. Es wird alles bis ins kleinste Detail diskutiert, Übungen werden zerredet und Muskelfunktionen viel zu theoretisch erklärt, die für Freizeitathleten fast nicht mehr ausführbar, manchmal absolut unmöglich sind.

Man muss mindestens mithalten, nein: besser sein – immerzu und ständig. Jeder kann (und muss) angeblich stets alles schaffen. Man darf niemals einbrechen! Wer sich nur ein bisschen bewegt, der wird keinen Erfolg haben.

Halt: falsch!

In meinem Buch geht es nicht um neue, einfache Trainingsmethoden. Regelmäßige Bewegung – ohne Trainingszwang und frei von Lifestyle-Druck – wird dein Leben positiv verändern. Denn Erfolg ist immer individuell. Der ganz persönliche Erfolg entsteht aus der Konsequenz des Wollens und Machens.

Und was im Sport beziehungsweise Training oberstes Gebot ist, gilt nach meiner Erfahrung auch für das gesamte Leben in all seinen Facetten: Fundamente schaffen, langsam steigern, Geduld haben und gleichzeitig immer wieder neue Reize setzen. All das ist ein Wechselspiel von Anspannung und Entlastung, Reiz und Pause, Überreizen und Entlasten – genau wie beim Sport. Doch für manche Menschen ist dieser Weg schwer zu befolgen, weil sie mit permanenter Überwindung oder ständiger Überforderung kämpfen. Das muss nicht so sein. Das muss nicht so bleiben. Denn es geht auch einfach(er).

Kennt nicht jeder von uns jemanden, der gesund, fit, zufrieden und in Balance ist, der Energie ausstrahlt, ohne all den ganzen Fitness-Lifestyle zu zelebrieren? Meist haben diese Menschen ein bewegtes Leben, mental, seelisch und physisch. Mir fällt sofort Anna Loos ein, die Schauspielerin und Sängerin, mit der ich seit über zehn Jahren zusammenarbeite.

Anna: immer in Aktion. Wir trainieren nicht kontinuierlich, sondern meist ein paar Monate im Jahr, wie in einem Trainingslager. Anna trainiert viel allein, kann sich selbst gut motivieren. Ich kenne sie immer in Bewegung, selbst vor dem Training hat sie tausend Dinge zu erledigen, und nach dem Sport managt sie noch die Familie, singt mit ihrer Band oder ist auf einem Filmset im Einsatz. Das schafft sicher nicht jeder Mensch in diesem Umfang und Tempo, doch wenn man seine Grenzen erkennt und akzeptiert, dann wird die tägliche Bewegung im Rahmen der eigenen Möglichkeiten keine Qual. Machen muss man es allerdings … selbst. Dieses Buch hilft dir, (wieder) in Bewegung zu kommen, alte Gewohnheiten zu hinterfragen und deinen Körper und deine Gedanken positiv auszurichten.

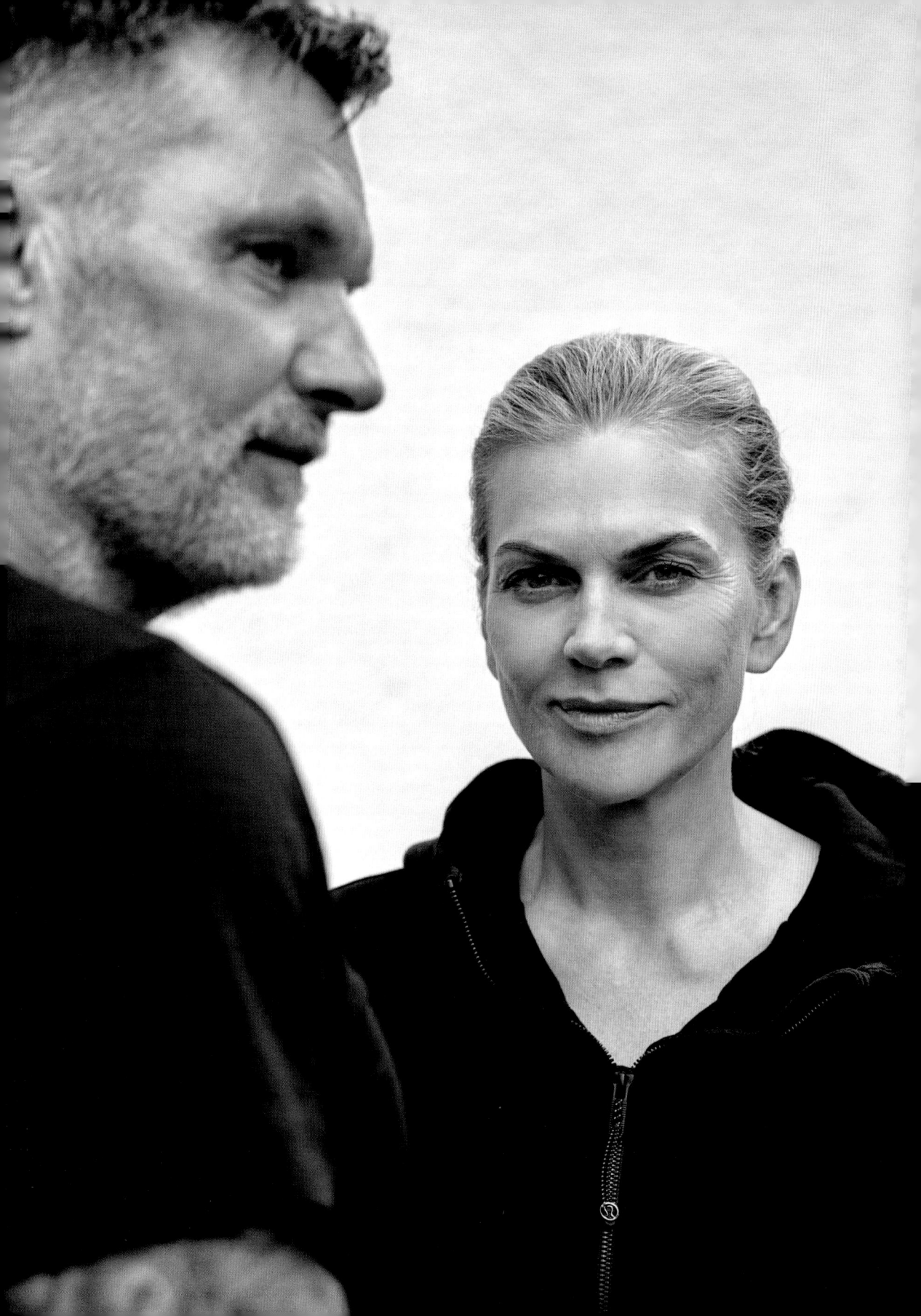

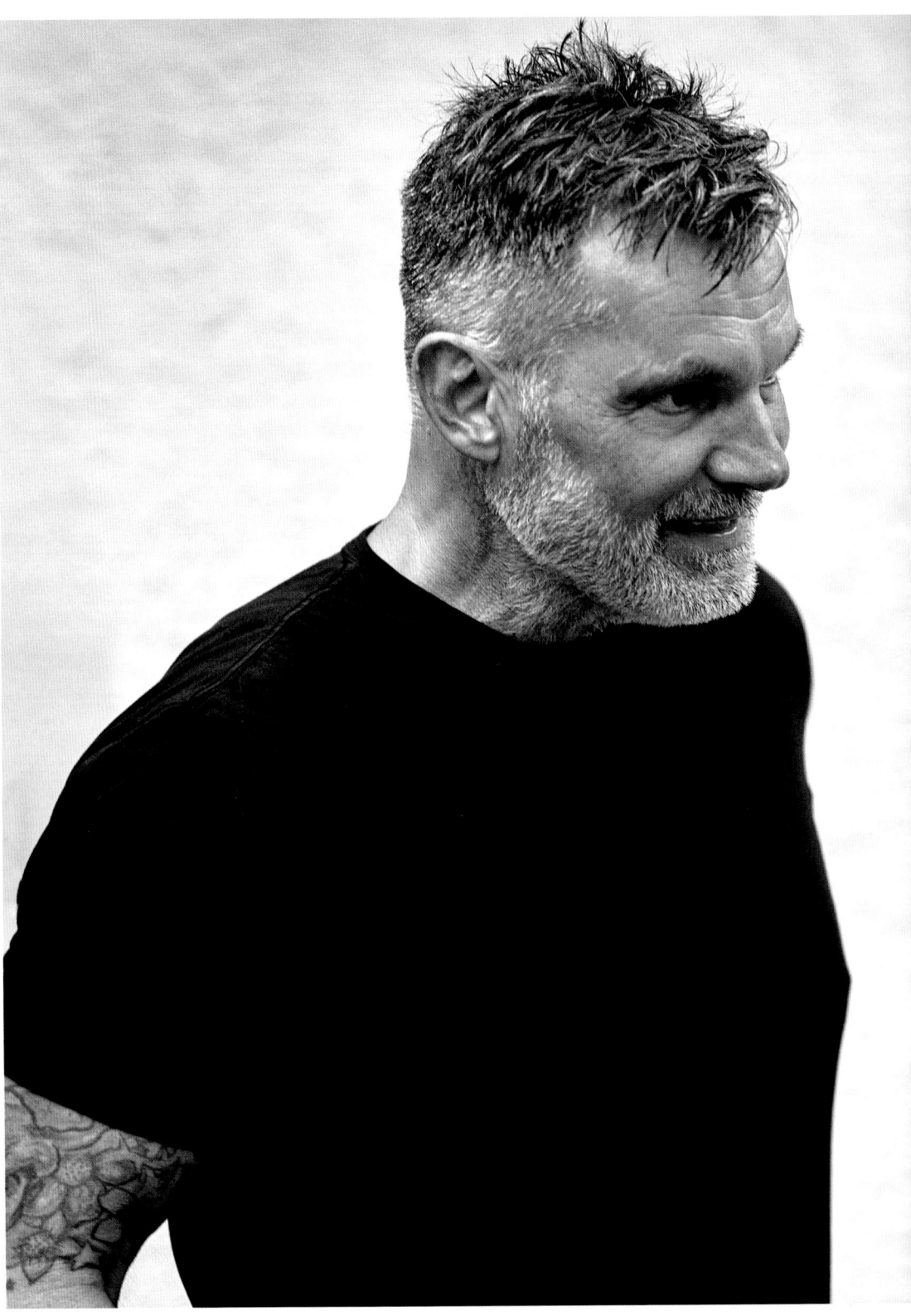

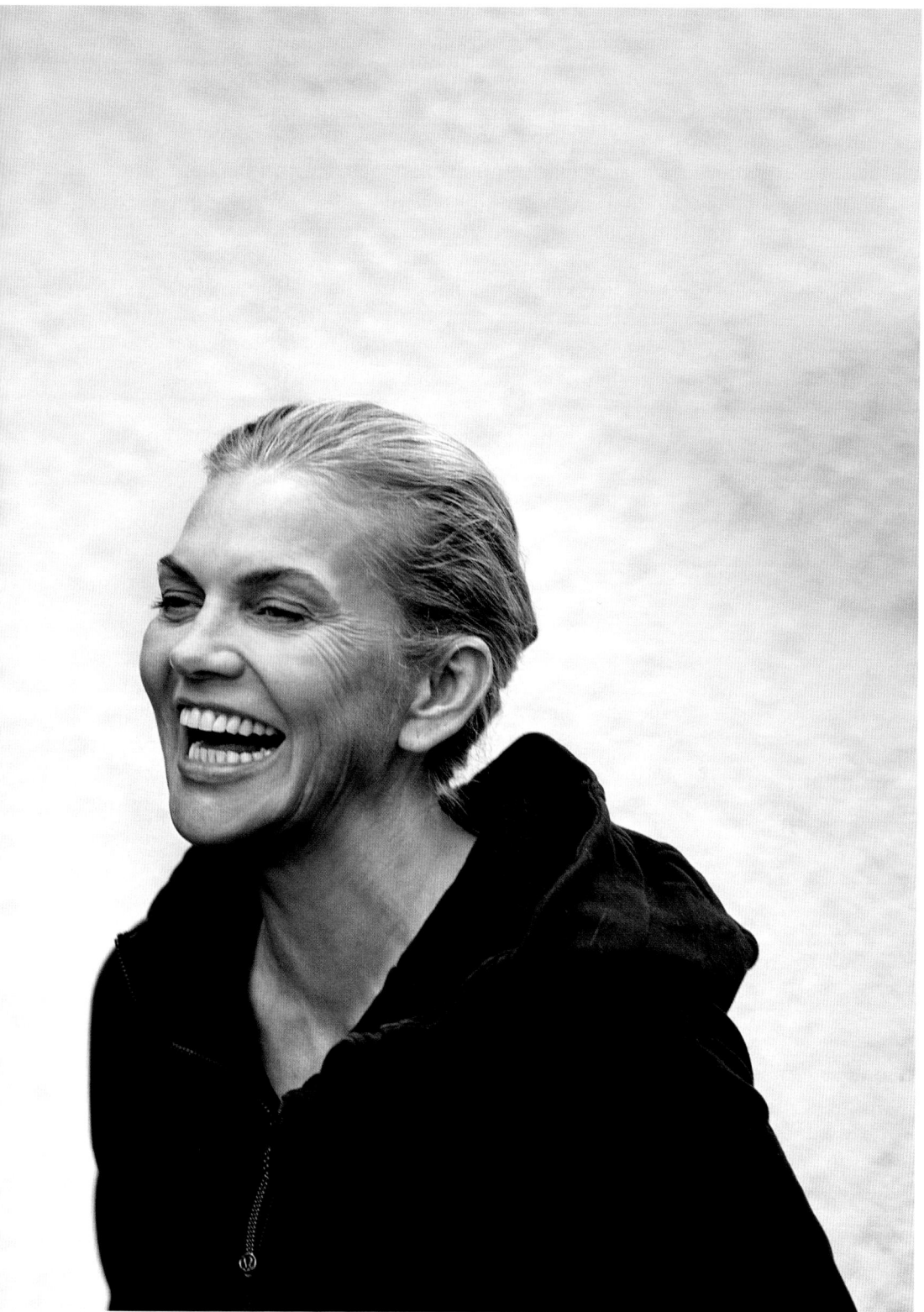

SCHRITT FÜR SCHRITT

All die klugen Sätze kennst du sicherlich: Ja, Rom wurde nicht an einem einzigen Tag erbaut. Und wieder ja, ein Marathon beginnt stets mit dem ersten Schritt. Allerdings ist es ebenso natürlich wie nachvollziehbar, dass Geduld nicht die allergrößte Tugend eines jeden Menschen ist. Dennoch gilt es, diese Weisheiten zu berücksichtigen – weil sie ebenso klug wie elementar sind. Um mit Ausdauer vor allem im Kopf dranzubleiben.

Du wirst nicht sofort fit und beweglich, bloß weil du dieses Buch erworben hast. Und du wirst auch nicht innerhalb der nächsten drei Tage rank und schlank sein, sobald du es ausgelesen hast. Dranbleiben! Mit Ruhe und Geduld. Mit Gelassenheit und Ausdauer. Mit dem eigenen Ziel vor Augen. Das ist die elementare Devise für deinen Weg. Und entsprechend ist auch das Buch mit dieser Schrittfolge aufgebaut:

Einführung: Es geht los!	Bewegung und Beweglichkeit	Gewohnheiten und Glaubenssätze	Erholung und Entspannung	Bedienungsanleitung für deinen Alltag
Schritt für Schritt: Der Start auf deinem ganz eigenen Weg zu mehr Bewegung. Hier beginnt dein Trainingslager!	Einige wertvolle Grundlagen, die dir auf dem Weg zu mehr Wohlbefinden und einem gesunden Leben helfen.	Wie wir uns manchmal selbst im Weg stehen. Und welche Rolle unser Kopf für mehr und bessere Bewegung spielt.	Einblicke in die Bedeutung von Pausen und ausreichender Erholung für Bewegung und Beweglichkeit.	Routinen, die für dich machbar sind. Dranbleiben! Damit deine Motivation auch morgen noch vorhanden ist.

Schritt 1: Einführung
Genau hier bist du jetzt, dein Weg beginnt. Mit dem ersten Kapitel stimme ich dich darauf ein, was jetzt vor dir liegt, damit Bewegung wieder Teil deines Lebens wird. Denn es geht um dich, um dein Wohlbefinden. Es geht los!

Schritt 2: Bewegung und Beweglichkeit
Sobald du in Bewegung kommst, wird sich das positiv auf »einfach alles« auswirken: auf deinen Körper und deine Gesundheit, auf deinen Kopf und ebenso auf dein Herz und Gemüt – denn Körper, Geist und Seele sind direkt miteinander verbunden. Das zweite Kapitel beschreibt wichtige Grundlagen, die du kennen solltest, um dich einfach zu bewegen und das Beste daraus zu machen. Für dich selbst.

Schritt 3: Gewohnheiten und Glaubenssätze
Dass der Mensch ein Gewohnheitstier ist, das wissen wir alle. Denn ohne

Routinen und Rituale hätte uns die Evolution schon längst aussortiert (oder in der Gummizelle einquartiert). Doch heißt das nicht, dass unsere Gepflogenheiten auch stets gesund sind, mit einigen davon stehen wir uns vielmehr selbst im Weg. Wenn es anders, nämlich besser und gesünder werden soll, lohnt es sich umso mehr, sich mit einschränkenden Glaubenssätzen, inneren Schweinehunden oder dem »Zähneputzen mit der verkehrten Hand« zu beschäftigen. Ein Grundverständnis über die psychologischen Aspekte rund um Gewohnheiten und Glaubenssätze ist wichtig, weil unser Kopf eine entscheidende Rolle als Bremse oder Motor spielt, sobald es um Veränderung geht.

Schritt 4: Erholung und Entspannung

Erholung und Entspannung? Geht es hier nicht um mehr Bewegung? Ganz genau! Um dabei auch langfristig erfolgreich zu sein, um eigene (realistische) Ziele zu erreichen und dafür in Bewegung zu kommen und zu bleiben, braucht es Pausen. Wieso? Das erkläre ich in diesem Abschnitt. Denn kein Mensch kann rund um die Uhr trainieren. Und selbst wenn, so wäre es weder gesund noch von Erfolg gekrönt. Leistungssportler*innen wissen: Die Muskeln wachsen nicht während des Trainings, sondern in der Pausenzeit. Und genau so sollten bitte auch alle anderen Menschen darauf achten, dass ausreichend Raum zur Regeneration (für den Körper und auch Kopf) Platz im Kalender findet. Dafür gibt es in diesem Kapitel grundlegendes Wissen und praktische Tipps.

Schritt 5: Bedienungsanleitung für deinen Alltag

Nachdem du wertvolle »Basics« kennengelernt hast und bereit bist, wichtige Rahmenbedingungen für dich selbst, für deine Bewegung und Beweglichkeit zu schaffen, geht es jetzt in die Umsetzung. Dieses Kapitel gibt dir eine handfeste und alltagstaugliche Bedienungsanleitung, wie mehr Bewegung auch ohne große Aufwände oder teure Geräte gut gelingen kann. Selbst im Badezimmer mit dem Handtuch lässt sich in wenigen Minuten nachhaltig Wirkung erzielen. Denn es sind die kleinen Routinen, die einfachen Dinge, die sich an so gut wie jedem Ort der Welt nutzen lassen. Zum Abschluss des Buches gibt es noch einige hilfreiche Hinweise und Tipps, um dranzubleiben. Damit die eigene Motivation nicht schon nach wenigen Tagen oder Wochen abhandenkommt, erhalten unsere Leserinnen und Leser verschiedene »Mitgaben für den Alltag«.

Mit diesen Schritten, an die du dich immer wieder erinnern darfst, wirst du einen guten, einfachen Weg zu mehr Bewegung und Beweglichkeit, zu mehr Wohlbefinden und Zufriedenheit finden und diesen Weg dann selbstständig gehen können.

DER START IN DEIN PERSÖNLICHES TRAININGSLAGER

Ein Trainingslager ist ein – vielleicht imaginärer – Ort, an dem man seine Fertigkeiten in einer bestimmten Sportart, einem Beruf oder einer anderen Aktivität verbessern kann. Es kann eine wunderbare Erfahrung sein, solch ein Trainingslager zu besuchen, denn es bietet dir die Möglichkeit, deine Stärken und Talente weiter zu verbessern, neue Fähigkeiten zu erlernen und vielleicht auch neue Weggefährten zu finden, die dich auf dem Pfad zu deinem Ziel begleiten und unterstützen. Es kann auch eine emotionale Erfahrung sein, denn man lernt viel über sich selbst, während man die persönlichen Ziele und die eigenen Grenzen erkundet. Man kann dabei erfahren, was man kann – und was nicht. Welche »Spielfelder« sind die richtigen für mich? Und welche eher nicht? (Genau: Man muss schließlich nicht überall »perfekt« sein.) In solch einer Situation kannst du lernen, wie du deine Leistung verbessern, dein Selbstbewusstsein und Selbstvertrauen stärken kannst.

Hier ist ein Beispiel, damit du gleich damit beginnen kannst, dein persönliches Trainingslager zu starten. Lade eine Freundin oder einen Freund ein, dabei mitzumachen, oder frag in deiner Familie nach motivierten Mitstreitern. Vielleicht findet sich auch bei der Arbeit eine Kollegin oder ein Kollege, die oder der mit dir zusammen die Übungen macht. Ganz egal, wie alt du bist oder in welchem (physischen und psychischen) Zustand du dich befindest, mach keinen Kompromiss. Fang jetzt an – und halte zehn Tage durch. Und weil es so wichtig ist: Bitte sei an jedem Tag stolz auf dich! Sobald du merkst, wie gut dir die Bewegung tut, bist du sicher bereit für mehr. (Apropos »mehr«: Verschiedene Übungen und weitere Tipps zu solch einem Trainingslager findest du im Kapitel »Bedienungsanleitung für deinen Alltag«.)

Morgen? Übermorgen? Nächste Woche oder nächsten Monat? Genau heute, genau jetzt.

Du wirst im Verlauf dieses Buches verschiedene Weckrufe vorfinden. Dabei war es uns wichtig, keine platten »Kalendersprüche« zu formulieren, sondern Impulse zum Aufwecken des eigenen Körpers – und des Kopfes. Welche davon du dir zu eigen machst und mit in deinen Alltag übernimmst? Das liegt ganz bei dir. Nur bitte: Such dir diejenigen Weckrufe, die zu dir passen. Genau die, auf die du mit Überzeugung und einem überzeugten »Ja, ich will« reagierst.

Du bist ein Unikat. Und das ist gut so!

Wenn Trainingsprogramme für jeden perfekt passen würden, wären Steffi, Ronaldo oder Arnold nicht so einzigartig in ihrer Sport- und Lebensleistung. Jede und jeder Einzelne von uns wäre Weltmeister im Schach, ein gefeierter Superstar oder CEO eines Weltkonzerns, wenn es »den einzig wahren Masterplan für Erfolg« geben würde. Absolute Weltklasse? Das gelingt wohl nur wenigen Menschen. Aber sich mehr zu bewegen, die eigene Fitness zu steigern, einfach und unkompliziert, um sich mitten im ganz eigenen Leben gut zu fühlen, den Alltag besser zu meistern und den Stresslevel zu senken? Das kann jeder schaffen.

Kein Trainer der Welt kann dich dazu bewegen, jeden Tag Spitzenleistung zu erbringen. Wer behauptet, dass über Jahre hinweg täglich immer 100 Prozent Leistung möglich sind, der lügt. Leistungsschwankungen und Rückschläge sind vollkommen normal und menschlich. Selbst die diszipliniertes Person hat »schwache« Momente. Bis an dein Limit? Ja. Doch es gilt, stets die Tagesform, die mentale Bereitschaft und bitte auch die erforderliche Erholung im Auge zu behalten.

Sei gut zu deinem Körper, denn er ist auch nur ein Mensch.

In diesem Sinne: Viel Freude an der Bewegung!

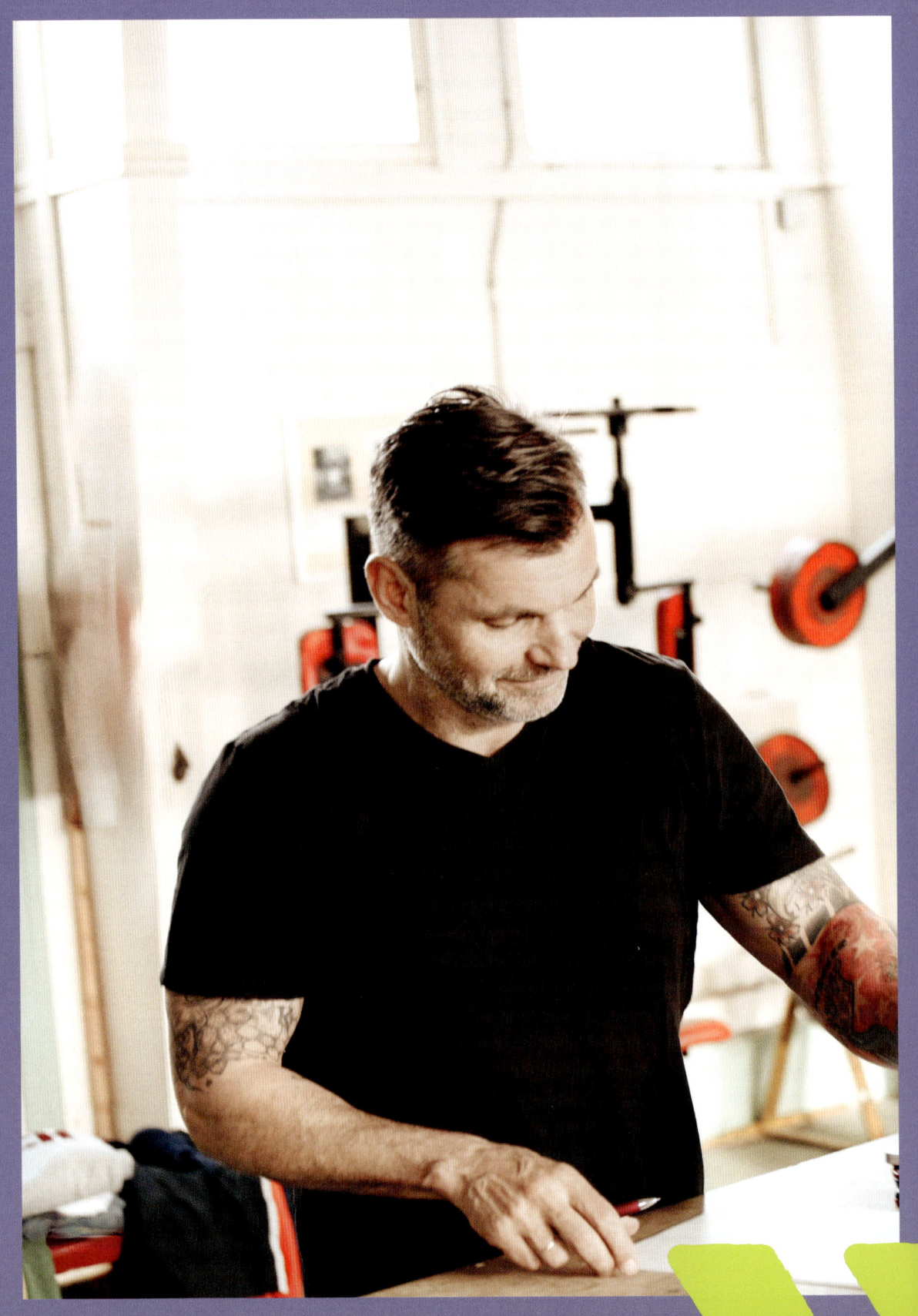

BEWEGUNG UND BEWEGLICHKEIT: BEIDES BEGINNT IM KOPF

BEWEGUNG UND BEWEGLICHKEIT: BEIDES BEGINNT IM KOPF

Warum rennen, wenn man gehen kann? Warum gehen, wenn man stehen kann? Warum stehen, wenn man sitzen kann? Warum sitzen, wenn man stattdessen liegen kann?

Das könnte der perfekte Plan auf dem Weg zur Bewegungslosigkeit sein. Und genau andersherum ist es eine wunderbare Bedienungsanleitung und Motivationshilfe, um wieder in Bewegung zu kommen. Doch zuerst muss der Kopf mitspielen, denn vor dem Machen steht zunächst das Wollen. Sobald wir wieder in Bewegung kommen, wird sich das positiv auf unseren Kopf auswirken, ebenso aufs Herz und Gemüt – denn Körper, Geist und Seele sind direkt miteinander verbunden.

WAS IST BEWEGUNG?

Als Bewegung im physikalischen Sinne versteht man die Änderung des Ortes eines Massenpunktes oder eines physikalischen Körpers mit der Zeit. Sehr schön, danke, das klingt wunderbar abstrakt. In der Mechanik geht es um Dynamik als Ursache von Bewegung. Aha. Die mathematische Bewegung hat einiges mit dem Raum als Dimension zu tun, in dem sie stattfindet. In der Bewegungsdefinition aus Medizin und Anatomie kommen Körperteile und Gelenke ins Spiel, ebenso Positions- und Lageveränderungen wie Freiheitsgrade, Winkel und Neigungen.

Und was heißt das nun für einen Menschen?

»Neigung« ist hier das perfekte Stichwort, auch ohne Winkel, jedoch mit vielen Freiheitsgraden. Nicht jeder Mensch spürt in sich eine Neigung für Bewegung. Nicht jeder Mensch brennt darauf, ganz viel Zeit und Energie in Sportstudios oder auf dem Trainingsplatz zu investieren, ständig zu schwitzen oder andauernd atemlos vom vielen Training zu sein. Doch die meisten von uns haben mehr als nur eine Neigung für ein gesundes und zufriedenes Leben.

Diese Motivation ist der entscheidende Ausgangspunkt: Willst du wirklich etwas verändern – nämlich dich selbst?

Wenn dies der Fall ist, schauen wir noch mal auf die wichtigsten Worte aus den vorangegangenen Textabschnitten mit Bewegungsdefinitionen: Veränderung, Dynamik, Neigung. Es braucht nämlich zunächst diese Neigung in Form von persönlicher Motivation. Dann kann sich deine in dir schlummernde Dynamik entfalten, um – durch dich selbst – die gewünschte realistische Veränderung zu bewirken.

Genau dieses Motiv als Basis und Motor deiner Motivation gilt es zu finden.

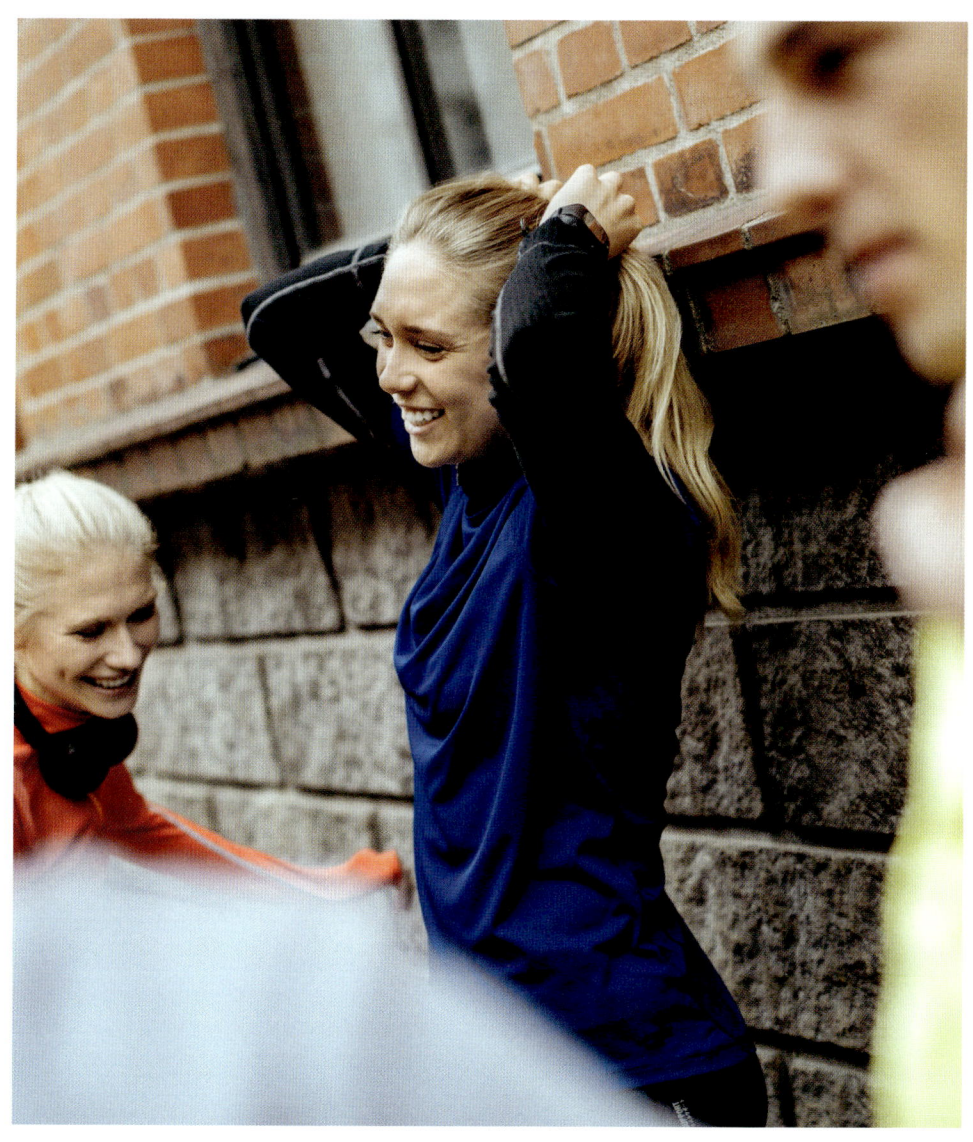

DEIN EIGENER BEWEGGRUND

Wie später auch in den folgenden Kapiteln immer wieder verdeutlicht wird, ist diese eigene, innere, die sogenannte intrinsische Motivation das A und O. Und sie sollte wirklich von innen kommen, aus dir selbst heraus.

Motivation durch andere Menschen ist meist nur wenig nachhaltig; Impulse von außen können helfen, doch Ausdauer zum Dranbleiben und Konsequenz beim Weitermachen werden nur dann entstehen und erhalten bleiben, wenn du selbst einen – eigenen – Grund zur Veränderung und Bewegung für dich gefunden hast.

TIPPS UND TRICKS FÜR DEN WEG VOM WOLLEN ZUM MACHEN

von Andreas Steffen

Noch mal zurück zum Wollen, zum Machen und auch zum Können: Ein ganz wichtiger Aspekt, damit aus dem Wollen auch wirklich dauerhaft ein konsequentes Machen resultiert, ist deine persönliche Zielsetzung: Zu große und allzu ehrgeizige Ziele werden über kurz oder lang vermutlich nur zu Frust führen. Weil du an übertriebenen Zielsetzungen vermutlich scheiterst, wird deine Motivation sinken oder ganz verschwinden.

Kleine und realistische Ziele jedoch sind wesentlich überschaubarer und besser planbar. Und sie bieten außerdem viel häufiger die Chance, sich über Erreichtes zu freuen!

Statt »Ab jetzt mache ich jeden Tag Sport, mindestens zwei Stunden« nimm dir stattdessen lieber vor, dass du mehrmals pro Woche für einige Minuten in Bewegung kommst, dass du beispielsweise die Treppe statt des Aufzugs nimmst. Schon tausendmal gehört, nie gemacht, weil's langweilig ist? Absolut! Allerdings kann man aus dieser alltäglichen Bewegung auch ein Spiel machen, jede Stufe zu deinem ganz persönlichen Spielfeld umgestalten – genau dazu findest du im letzten Kapitel Anregungen und Übungen.

Als Ausblick: Mehr Informationen zu unterschiedlichen Zieltypen findest du später im Kapitel »Bedienungsanleitung für deinen Alltag«. Das hier war ein erster Appetithappen.

Wenn du also deinen Körper ernsthaft verändern möchtest und dafür wieder in Bewegung kommen willst, dann musst du regelmäßig mit voller Lust turnen. (Wir sind wirklich zurückhaltend mit dem Wort »müssen« – doch hier geht eben kein Weg dran vorbei: ohne geht es nicht. Nicht ohne Motiv und Lust, nicht ohne Wollen und Machen – aber darauf gehen wir später noch mal genauer ein, siehe Seite 91 f.)

• Fang erst mal klein an und versuche, regelmäßige und intensive Bewegungen – in Maßen – über den Tag zu verteilen.

• Dann finde heraus, welche Bewegungskombinationen dir am meisten liegen und zu deiner Routine werden können. (Weil sie dir guttun, nicht weil sie leicht sind.)

• Wenn du fleißig und konsequent bist, werden dein Körper und deine Kondition auf die regelmäßige Bewegung reagieren. Und zwar schon nach den ersten sechs bis sieben Wochen.

• Meist fühlst du zuerst eine zunehmend intensive Spannung im gesamten Körper, und bald bemerkst du erste Veränderungen der Körperform und deiner Haltung. Diese kleinen Erfolge werden dir den Antrieb zum Durchhalten und die Motivation zum Dranbleiben geben, um weitere Veränderungen folgen zu lassen.

WERKZEUGE NIMMT MAN SELBST IN DIE HAND

Sämtliche Übungen und alle damit verbundenen Bewegungen sind bloß Werkzeuge, um die eigene Muskelmaschine in Gang zu bringen und in Bewegung zu halten. Auch ein Trainer (w/m/d) ist ein Werkzeug – das eigene Nutzen all dieser »Tools« liegt bei dir.

Zwar ist es super und absolut hilfreich, einen umfangreich gefüllten Werkzeugkasten mit einer Vielzahl an verschiedenen Instrumenten zu besitzen, doch von selbst schlägt sich ein Nagel nicht in die Wand. Wenn du deine persönliche Position und Lage im Leben verändern willst, ist dieses Wollen ein elementarer erster Schritt. Das anschließende Machen ist dann unerlässlich.

»Mehr als fünf Jahre habe ich mit Karsten trainiert. Hinter sein Geheimnis bin ich damals und bis heute nicht gekommen. Die Ergebnisse waren schon nach erstaunlich kurzer Zeit sichtbar, meine Laune wiederum ist direkt nach unserem Training stets besser gewesen als vorher. Aber wie er es scheinbar mühelos geschafft hat, mich anzuspornen, bleibt sein Mysterium. Karsten ist Motivator und Antreiber, Kindergärtner und Kommandeur, Kräuter- und Küchenfee, Kampfsport- und Entspannungsmeister, aber vor allem eins: unverwechselbar.«

Das sagt der Schauspieler und Autor Max Urlacher über sein Training mit Karsten Schellenberg, das schon viele Jahre zurückliegt.

Und wir wollen das Geheimnis jetzt auflösen: Es gibt keins. Das vermeintliche »Mysterium« liegt an dieser Stelle bei Max selbst. Denn er selbst hatte sich entschieden, die Verantwortung für sein Wohlergehen, für seine körperliche wie mentale Gesundheit und Zufriedenheit in die eigene Hand zu nehmen. Sein Trainer? Der war dabei lediglich ein Hilfsmittel – denn die Entscheidung und Umsetzung lagen bei Max selbst.

Von ganz allein?

Manchmal arbeite ich ehrenamtlich in einem kleinen Sportverein als Trainer, einfach aus der Freude heraus, Menschen beim Bewegen zu helfen und den Verein zu unterstützen. Dabei finden häufig interessante und für mich lehrreiche Gespräche statt. Eine Frau, die mit ihrer Freundin schon lange regelmäßig trainiert, kam auf mich zu und fragte mich nach meinem Honorar als Personal Trainer. Während des Gesprächs stellte sich heraus, dass sie sich für eine Arbeitskollegin erkundigte. Die Kollegin wollte auch gerne Sport machen und mit dem Training beginnen. Sie hatte es schon mehrfach versucht, jedoch nie lange durchgehalten. Stets war irgendetwas dazwischengekommen oder es hatte aus anderen Gründen nicht funktioniert. Aber mit so einem Personal Trainer wäre ja alles einfacher und es würde wie von allein laufen! (So zumindest dachte es sich die Freundin.) Wir beide mussten grinsen, denn wir beide wussten, dass es mit dieser Einstellung niemals funktionieren würde, das Projekt »Ich werde fit« langfristig durchzuhalten.

Selbst sind die Frau und der Mann!

Dieses Phänomen ist auch in Sportkursen oftmals zu beobachten: »Wenn der Trainer vorne schwitzt, dann hat mein Gewissen die Gewissheit, dass ich genügend für mich getan habe.« Doch das reicht eben nicht. Allein vom Zuschauen ist noch niemand beweglich, fit und gesund geworden.

Trotzdem glauben (oder hoffen) manche Menschen, dass es ausreicht, in den Kurs zu gehen, dafür zu bezahlen – und dann von der Yogamatte aus dem Trainer (oder der Trainerin) beim Schwitzen zuzuschauen. Damit meine ich diejenigen, die bei sieben Wiederholungen mit der Übung aufhören, wenn der Trainer vorne zwölf Wiederholungen einfordert und vorturnt. Das mag vielleicht den inneren Schweinehund vorübergehend besänftigen, doch der Körper braucht die eigene Bewegung! Selbst! Machen! Bewegen!

MUSKELN ALS MITTEL ZUM ZWECK

Sofern du nicht eine Karriere als Bodybuilderin oder Kraftdreikämpfer anpeilst, ist umfangreicher Muskelzuwachs vermutlich nicht dein primäres Ziel. Doch sind aktive Muskeln, deren Kraft und Beweglichkeit ein wichtiger Schritt auf dem Weg zu körperlicher und auch psychischer Gesundheit und Zufriedenheit.

Und damit sich die Muskulatur gut anfühlt, uns möglichst nicht »im Weg steht«, will sie bewegt, genutzt und gut gepflegt werden. Dabei hilft es auch – wie später im Kapitel zu Gewohnheiten deutlich wird –, dass man sich bestimmter Verhaltens- und auch Bewegungsmuster bewusst wird, die jeder Mensch hat.

Wunder im Alltag

Muskeln wollen bewegt und belastet werden, und zwar am besten mehrmals täglich und in ihrer vollen Spannweite. Und nur selten werden sie in diesem Umfang eingesetzt. Dadurch können sie verkürzen und zu Bewegungseinschränkungen führen. Um das zu ändern und sich den natürlichen Umfang der Beweglichkeit zurückzuerobern, braucht es zunächst eine Bestandsaufnahme – von sich selbst und für sich selbst.

Denn die meisten Menschen erkennen ihre ganz individuellen Fehlhaltungen im Alltag nicht und wundern sich dann über daraus resultierende Verspannungen und Schmerzen. Bist du morgens schon mal aufgewacht und hattest das Gefühl, du hättest am Vorabend einen Schwergewichtsboxkampf mit mehreren Runden absolviert? Genau, allein schon durch bestimmte Schlafstellungen oder aufgrund der immer gleichen, anatomisch vermutlich nicht sonderlich gesunden Position am Arbeitsplatz oder abends auf dem Sofa können Muskeln verkürzen und Haltungsprobleme hervorgerufen werden.

Das ist überhaupt nichts Neues. Auch wenn sich ein umfassendes Verständnis namens »betriebliches Gesundheitsmanagement« (BGM) heute erst durchsetzt: Bereits in den 1950er-Jahren hatte man erkannt, dass ein Ausgleich zu lang anhaltender Bewegungseinschränkung am Arbeitsplatz geschaffen werden muss.

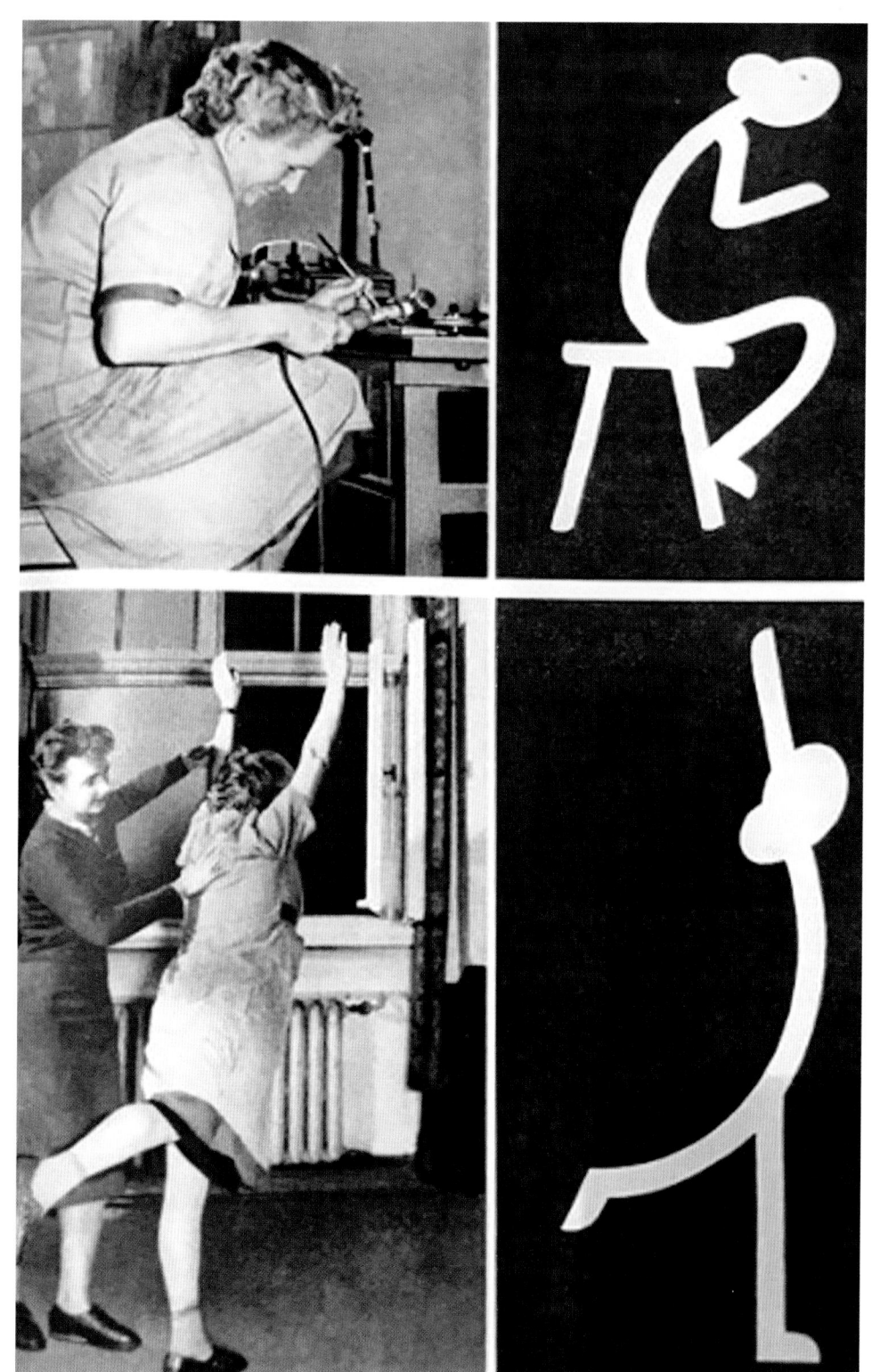

Ausgleich zur Sitzhaltung samt Rundrücken: Das kannten schon unsere Großmütter.

Das meinen wir mit Revolution: ein Neudenken zurück zum Altbewährten. Bewegung sollte direkt aus dem Moment heraus entstehen, man muss den Körper spüren, das Verlangen, sich zu strecken und Energie freizusetzen. Jetzt in diesem Augenblick. Nicht bis zur nächsten Trainingseinheit warten, bei der Abläufe detailliert geplant werden und Regeln einzuhalten und Methoden zu absolvieren sind. Keine fixen Termine mit Spezialausrüstung und Funktionskleidung. Das ist für Leistungssportler und Profis wichtig, jedoch nicht für jedermann oder jede Frau. Damit du weißt, was gemeint ist, leg bitte das Buch zur Seite. Ganz egal, wo du dich gerade befindest.

Beweg dich. Jetzt!

Für den Alltag: Achte beispielsweise mal darauf, wie häufig du die Beine übereinanderschlägst oder am Schreibtisch mit hochgezogenen Schultern sitzt. Deine Hüft- und Rückenmuskulatur wie auch dein Nacken und Kopf werden es dir danken! Mehr dazu, wie es anders und besser geht, findest du in den Kapiteln über Entspannung und bei den Bewegungsanleitungen. Übrigens: Schon kleine Änderungen können wahre Wunder wirken!

»Als ich Karsten kennenlernte, waren es genau zwei Dinge, die meinen ersten Eindruck grundlegend prägten. Einerseits dachte ich: ›Oh mein Gott, noch so ein Sportfanatiker! Wer setzt sich denn so einem freiwillig aus?‹ Die zweite Sache war: ›Wow! Der ist immer gut drauf und hat stets einen frechen Spruch auf den Lippen, immer in Action und rundum fit – so wäre ich auch gern.‹ Diese Gedanken verfolgten mich. Erst unbewusst, dann immer offensiver, und ich machte mir über mich selbst Gedanken. Wie geht es mir eigentlich? Wie fit bin ich? Und nicht zuletzt: Bin ich eigentlich gesund? Zu diesem Zeitpunkt war ich 28 Jahre alt, Langzeit-Großstadt-Single mit einem klassischen Bürojob und Hundebesitzerin. Mein Job füllt mich aus, sowohl im Kopf als auch in der Zeit. Man macht sich keine Gedanken über gesunde Ernährung, Bewegung und die eigene Gesundheit – man ist ja noch jung! Der Supermarkt auf dem Weg nach Hause ist bequemer und schneller angesteuert als der Biomarkt drei Straßen weiter. Die Tiefkühlpizza lässt sich eben zügiger aufbacken, als der Salat sich schnippeln lässt. Und das Schönste ist: Der Backofen schafft das ganz allein. Morgens und abends dann die Runde mit dem Hund, dabei eine Zigarette und das Handy, um die Neuigkeiten in der Familie zu erfahren – das war's mit der Bewegung. Der Weg zur U-Bahn ist viel zu lang und das Wetter nicht angenehm! Das Auto steht ja vor der Tür. Die vier Etagen hoch zum Büro? Nicht umsonst gibt es einen Fahrstuhl. Frühstück? Fehlanzeige! Lieber eine halbe Stunde länger schlafen. Die Figur ist nicht die sportlichste? Was soll's! Wer mich will, bekommt mich nur so. Kurz: Meine persönliche und private Qualitätszeit hatte ich für mich mit dem Wort ›bequem‹ definiert.

Sich diese Dinge vor Augen zu halten, lässt einen vor sich selbst ganz schön alt aussehen. Wo ist er hin, der jugendliche Enthusiasmus? Bin ich andererseits noch so naiv, mir über meinen Körper keine Gedanken zu machen? Was passiert, wenn Diabetes und Gelenkprobleme an die Tür klopfen? Das führte dazu, dass ich Karsten beobachtete. Was macht er? Was isst er? Wie bewegt er sich? Soll ich ihn darauf ansprechen? Ich wollte kein schweißtreibendes Fitnessprogramm, und noch viel weniger wollte ich die erdrückenden Blicke der Bodybuilder und Fitnessjunkies in irgendeinem Fitnessstudio. Aber ich wollte etwas ändern! In unseren kurzen, zwanglosen Gesprächen hörte Karsten mir zu. Meine Leistungssport-Vergangenheit in der Jugend, der Punkt, an dem alles kippte und ich gar nichts mehr tat, bis hin zu meinem Wunsch zur Veränderung, zu meinen Ängsten und meinen (Gewichts-)Problemen. Seine Antwort war kurz, aber deutlich: ›Betty, wenn du das wirklich willst, dann ruf mich an!‹ Er gab mir seine Telefonnummer und überließ mich mir selbst. Ich zweifelte! Ich zweifelte an mir, an meinem Wunsch und an der Kraft, den inneren Schweinehund tatsächlich überwinden zu können. Was würde auf mich zukommen? Die Summe aller bis dahin gemachten Gedanken, die Vorstellung, im Sommer im Bikini am Strand zu sitzen, und die Aussicht, interessierten Blicken auf der Straße zu begegnen, ließen meine Zweifel verschwinden. Das alles schien plötzlich zum Greifen nah. Ich nahm den Hörer in die Hand und rief Karsten an. In unserem Gespräch ließ ich mich treiben. Karsten stellte Fragen, ich antwortete wahrheitsgemäß. Von meinem aktuellen Gewicht über Ernährungsgewohnheiten und Gesundheitsrisiken bis hin zur Frage, was ich eigentlich für ein Ziel habe. Meine Antwort klang komisch, auch in meinen eigenen Ohren, aber das war das Erste, was mir durch den Kopf schoss: ›Ich möchte im Laden eine Jeans von der Stange kaufen können! Schluss mit Katalogen für Übergrößen. Schluss mit kneifenden Blusen und Pullis, in denen man sich fühlt wie eine Presswurst. Schluss mit der Gefahr, krank zu werden!‹ Während wir uns so unterhielten, schrieb Karsten so allerhand auf. Wann steht Betty auf? Wann geht sie ins Bett? Was isst sie gerne? Was geht gar nicht? Und in null Komma nichts entstand ein Plan, der mich meinem Ziel näherbringen sollte. Komische Dinge, wie sich bereits am Morgen den Bauch mit lauwarmem Wasser aus der Leitung vollzuhauen. Oder sich Magerquark statt Margarine aufs Brot zu schmieren. Die geliebten Getränke, die auch einen Geschmack haben (und damit meist auch viel Zucker), wurden gänzlich verdammt – und siehe da, auch Wasser hat einen Geschmack. Treppen statt Fahrstuhl. Bahn fahren statt Auto. Frühstücken! Der letzte Satz, den Karsten am Ende des Gesprächs zu mir sagte: ›Betty, stell dich darauf ein, dass dein Körper am Anfang Krieg gegen dich führen wird.‹

Heute weiß ich, dass der Kampf gegen meinen Körper nicht halb so schlimm ist wie der gegen meinen Kopf! Die Wandlung von ›Du darfst nicht!‹ hin zu ›Du willst nicht!‹ ist für mich die größte Herausforderung. Unser Gespräch liegt nun acht Wochen zurück. Ich habe nicht nur mein Essverhalten umgestellt. Auch meine Einstellung zu mir, zu meinem Körper und meiner eigenen Gesundheit hat sich grundlegend gewandelt. Der Wecker klingelt am Morgen eine halbe Stunde früher, der Blick in den Spiegel ist ein neuer! Noch vor zehn Wochen konnte ich morgens keinen Bissen runterkriegen. Wie auch, wenn man sich am Abend zuvor mit deftigen Mahlzeiten und Süßkram zustopft. Heute freue ich mich auf mein Frühstück wie ein kleines Mädchen. Nach dem ersten Mal Treppensteigen rauf zum Büro in der vierten Etage litt ich an Schnappatmung, sintflutartigen Schweißausbrüchen und zitternden Knien. Heute laufe ich sechsmal täglich die Treppen entspannt auf und ab und freue mich jeden Tag neu darüber, wie es immer einfacher wird. Einmal pro Woche besuche ich einen Tanzkurs. Das ist genau das Richtige für mich. Einen zweiten Abend in der Woche mache ich Yoga und fühle mich unglaublich wohl dabei. Das sind zwei Stunden zusätzliche Bewegung, die ich gut unterbringen kann und mir dieses großartige Gefühl ›Du hast etwas für dich getan‹ vermitteln! Die Lebensmittel, die ich esse, sind solche, die mir schmecken, und sie sind mit Bedacht gewählt. Das Auge für Ausgewogenheit, Vitamine und Mineralstoffe wächst täglich von ganz allein. Klar, es gibt hin und wieder Leckerbissen, auf die ich nicht verzichten mag. Den Unterschied macht dann die Menge! Ich leide weder an Heißhunger noch an schlechtem Schlaf. Ich bin weder mies gelaunt noch unglücklich. Wenn ich am Wochenende nicht ins Büro muss, fällt das Treppensteigen aus. Dafür wurde aus ›morgens und abends eine Runde mit dem Hund‹ jeweils ein zweistündiger Spaziergang – und das gefällt nicht nur mir! Ich spüre, wie sich mein Körper verändert. Ich bin fit, wenn ich morgens aufstehe. Ich bin gut gelaunt und die Motivation, dranzubleiben und weiterzumachen, findet sich immer wieder neu, wenn ich merke, dass die erst kürzlich gekaufte Hose bereits schon wieder zu groß ist und die Kollegen mich auf meine Veränderung ansprechen. Die ersten zehn Kilos sind geschafft – die nächsten zehn werden folgen.«

Das schrieb Bettina H. aus Berlin vor mehreren Jahren. In der Zwischenzeit hat sich viel verändert, viel Gutes ist geschehen. Und warum? Weil sie sich entschlossen hatte, ihre Gesundheit und Zufriedenheit in die eigenen Hände zu nehmen.

WAS WIR MEINEN, WENN WIR VOM TUR- NEN SPRECHEN

Turnen? Das Oxford Dictionary definiert diesen Begriff wie folgt: »sich unter Benutzung besonderer Geräte (Barren, Reck, Pferd und anderen) sportlich betätigen«. Wikipedia schreibt dazu: »Ursprünglich eine Sammelbezeichnung für sämtliche Arten körperlicher Ertüchtigung, einschließlich etwa des Schwimmens und des Wanderns, findet der Ausdruck heute, sowohl in der wissenschaftlichen Terminologie als auch in der Alltagssprache, nahezu ausschließlich noch für das Boden- und Geräteturnen Verwendung.«

Was wir alles nicht damit meinen:
- Eben keine besonderen Geräte. Weder Barren, Ringe oder solche Dinge. (Auch Turnschuhe sind keine Pflicht für die später folgenden Übungen.)
- Genauso wenig geht es um Aktivitäten, die an den Sportunterricht in der Schule, muffige Umkleidekabinen und ungeliebte Turnbeutel erinnern.
- Ganz bewusst kein umfangreiches, kompliziertes, anstrengendes, auf maximale Leistung und hochgesteckte Ziele ausgerichtetes Training.
- Keine Aktivitäten, die an feste Termine oder Orte gebunden sind.

Was wir stattdessen damit meinen:
- Bewegungen, die einfach sind und die man wirklich überall ausführen kann,
- Bewegungen, die vielfältig sind und nicht langweilig werden,
- Bewegungen, die leicht und spielerisch sind – und womöglich sogar Spaß machen (das erfährt man allerdings erst dann, wenn man sie ausprobiert).

Das Wort »turnen« ist ziemlich aus der Mode gekommen. Der gute Turnvater Jahn kommt einem dabei vielleicht in den Sinn, doch ist dessen Zeit nicht schon sehr, sehr lange her, vollkommen überholt? Womöglich ist das so. Womöglich ist das auch vollkommen egal. Und überhaupt: »Herumturnen«, machen das nicht nur Kinder? Wieder heißt es: möglicherweise. Denn gerade diese spielerische, kindliche (und gerne auch: kindische) Herangehensweise ist absolut erlaubt! Wenn es dir lieber ist, kannst du auch eine Eselsbrücke zu »turn on« bauen, auf Englisch klingt so was ja gleich sehr viel moderner. Denn genau darum geht es auch: sich (selbst) drehen, etwas (nämlich sich selbst) einschalten, den eigenen inneren Motor anschmeißen.

VOLLE SPANNWEITE

Unser Körper ist eine perfekte Maschine, er versucht immer,
so effizient und energiesparend zu arbeiten, wie es geht.
Und genau das kannst du nutzen!
Die Formel dafür ist einfach:

Mehr Beweglichkeit durch mehr aktive Muskeln

Es geht nicht um mehr oder riesige Muskeln, sondern um eine aktive Muskulatur, die sich regelmäßig bewegt. Die wenigsten Bewegungen führen
wir in ihrer vollen Spannweite aus. Ein Mehr an Beweglichkeit heißt also
nicht, mehr Gewicht auf die Hantelstange zu packen oder mehr Wiederholungen zu absolvieren – sondern die richtigen Bewegungen, in guter Form.
Und zwar nicht nur von A bis C, sondern bis Z.

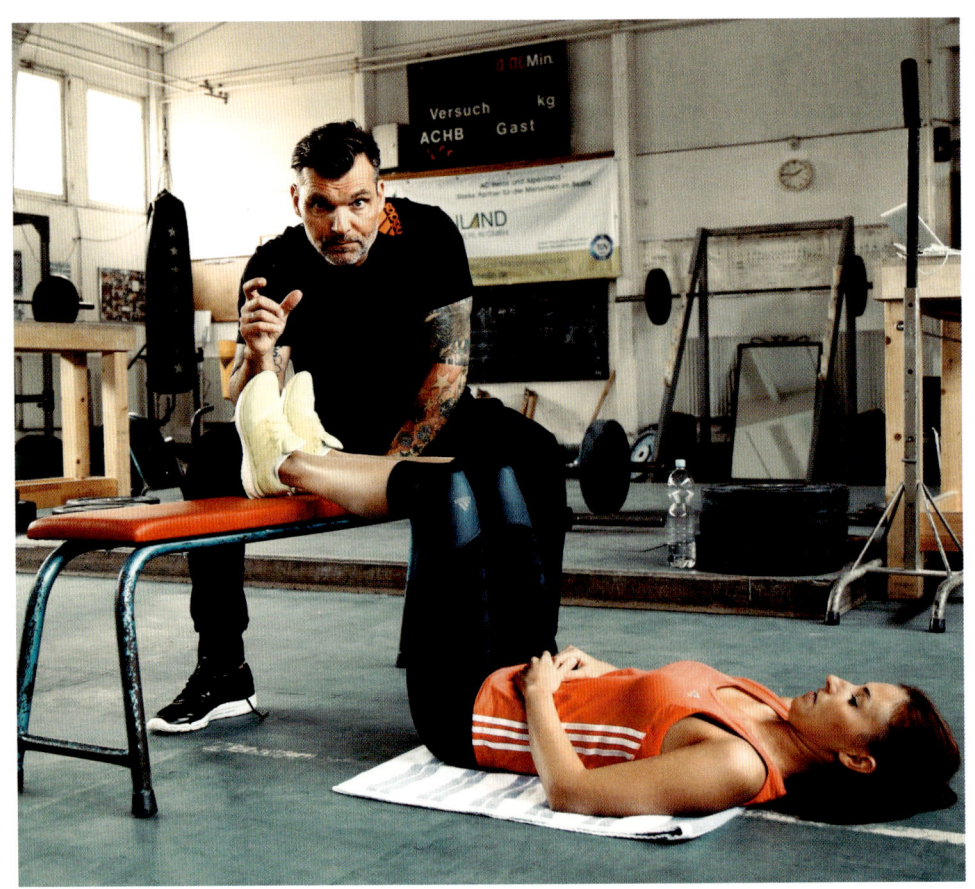

Unsere Gelenke sind in ihrer ursprünglichen Form genau dafür vorgesehen, sie freuen sich und danken uns sogar, wenn wir sie vollumfänglich nutzen. Muskeln und Gelenke? Das ist ein grandioses Team, das wir von Geburt an parat haben. Jedoch führen grundlegende Bewegungsarmut wie gleichzeitig ein meist zu geringer Umfang beim Strecken und Beugen in den Teufelskreis von Verkürzung und Verspannung. Muss das so bleiben? Nein, danke! Das sollten und können wir ändern. Und weißt du, was dann passiert? Das nächste Wunder wartet auf dich.

Mit jedem Zuwachs an Flexibilität werden Verspannungen und Bewegungseinschränkungen nachlassen. Plötzlich fällt es dir leichter, etwas vom Boden aufzuheben oder morgens aus dem Bett aufzustehen. Damit hast du nämlich die positive Spirale in Gang gesetzt: Je mehr du an deiner Beweglichkeit arbeitest, desto einfacher und leichter werden die Bewegungen. Je mehr du dich mit den richtigen Haltungen und mit angemessener Spannweite bewegst, desto größer wird dein Bewegungsumfang.

Der volle Umfang: Diese Positivspirale kannst du selbst in Gang setzen.

Mehrmals tägliche Bewegung in voller Spannweite und in verschiedenen Variationen – bessere Durchblutung – weniger Verspannung – ein vitalerer Tagesablauf

Wenn du dies tust – ohne Druck und Stress, möglichst mit Spaß und Freude am Bewegen – und dranbleibst, dann wirst du folgende Resultate bemerken:

Wenn du mehrmals täglich Bewegungen in voller Spannweite und mit verschiedenen Variationen ausführst, wird das mit der Zeit und mit Geduld zu deiner neuen Routine, dadurch wird die Durchblutung deiner Muskulatur, Sehnen und Gelenke stetig besser, bald hast du weniger Verspannungen und erlebst einen vitaleren Tagesablauf, als du ihn bisher gewohnt warst.

Denk bitte kurz zurück an die Definitionen vom Anfang des Kapitels: Sobald du beginnst, deiner Muskulatur mehr Raum zu gönnen, erreichst du neue Freiheitsgrade. Mit jeder hinzugewonnenen Beweglichkeit kannst du weitere Flexibilität erreichen und sie für dich nutzen. Und diese Bewegungsfreiheit wird sich auf mehr als die rein körperlichen Aspekte ausweiten: Was du dabei in Bewegung gesetzt hast, wird sich auf viele weitere Bereiche deines Lebens positiv auswirken.

Der volle Umfang? Genau, das kannst du neben dem reinen Bewegungsradius deines Körpers auch auf andere Aspekte deines Lebens übertragen. Plötzlich lässt sich mehr erreichen – und das in vielerlei Hinsicht. Klingt das interessant für dich? Klasse, dann lies jetzt weiter.

WEITERE WIRKUNGEN VON MEHR BEWEGUNG

Wirklich gut verstanden sind bis dato vor allem solche Effekte, die Sport und Bewegung auf das sogenannte sympathische Nervensystem und Neurotransmitter haben.

Das sind chemische Botenstoffe, die Informationen zwischen unseren Nervenzellen übertragen. Sie beeinflussen neben Muskulatur, Gefäßen und Hormonen auch unseren mentalen Zustand, unser Wohlbefinden und unseren Schlaf. Und zwar umso positiver, je mehr wir uns bewegen.

So wird die Atmung effizienter, der Blutfluss verbessert sich, die Muskulatur wird kräftiger und der Energieverbrauch dadurch hochgefahren. Solch ein gesteigerter Energieverbrauch ist an dieser Stelle – in unserem Körper – ausnahmsweise absolut positiv zu bewerten. Vielleicht sagst du jetzt als junger Mensch mit einer Portion Ironie: »Wow, mein Blutfluss verbessert sich ... Na, das ist ja toll!« Doch möglicherweise fragst du dich, was der langfristige Impact ist, der wirklich dauerhafte Nutzen, die spürbare Wirkung.

Das Risiko von Gerinnungsstörungen, die mitunter zu Herzstörungen und einer Vielzahl von Gesundheitsproblemen führen, wird reduziert. Und das ist längst nicht alles, denn Bewegung hat noch viel weitreichendere Wirkungen. Wie in den Kapiteln zu Gewohnheiten und Glaubenssätzen wie auch zu Erholung und Entspannung später ausführlich beschrieben wird, ist auch ein direktes Zusammenspiel von Körper und Psyche zu bemerken. Bewegung und Beweglichkeit führen auf vielerlei Ebenen zu einer gesunden Balance. Dazu gleich mehr.

TIPPS UND TRICKS FÜR DEN WEG VOM WOLLEN ZUM MACHEN

von Andreas Steffen

»Kind, sitz gerade!« Diesen Satz hast du vielleicht sogar selbst schon gehört oder kennst ihn zumindest aus dem Fernsehen oder aus Büchern. Mittlerweile ist sogar wissenschaftlich belegt, warum uns eine gute Haltung guttut. Die Wechselwirkungen zwischen unserer Körperhaltung und unseren Emotionen sind erstaunlich: In Versuchen an der Universität Witten/Herdecke (Nordrhein-Westfalen) wurde beispielsweise untersucht, wie sich das sogenannte Biofeedback auswirkt, wenn wir gebeugt durchs Leben schlurfen oder gerade gehen. Im ersten Fall erinnert sich unser Körpergedächtnis an entsprechende Zustände, die uns als zentnerschwere Last gleichzeitig aufs Gemüt drückten. Wenn wir also über längere Zeit eine gebückte Haltung einnehmen, wird unsere Psyche folgen und auch unsere Laune nach unten verbiegen. Umgekehrt ist es derselbe Effekt – jedoch mit positiver Ausrichtung. Ebenfalls erstaunlich sind die Ergebnisse der Universität von Auckland (Neuseeland), hier haben Studien ergeben, dass sich die Körperhaltung während eines Tests massiv auf das Ergebnis auswirken kann. Wer krumm saß, war weitaus weniger belastbar, andersrum war es ebenfalls der Fall. Die Resultate zeigten: Wenn wir gerade sitzen, sind wir resilienter, also widerstandsfähiger, gegen Stress.

Wenn wir – weil unsere Beweglichkeit und Muskulatur es uns erlauben – eine aufrechte Haltung haben und mit geradem Rücken durchs Leben laufen, so steigern wir damit sogar unser Selbstbewusstsein!

DAS EIGENE TEAM AUFBAUEN – FÜR SPÜRBARE RESULTATE

Mehr als 40 Jahre bin ich nun schon als Trainer aktiv und tue mich schwer damit, Auswirkungen oder Veränderungen zu verallgemeinern. Ich arbeite mit Menschen und kann die Veränderungen hin zu den gewünschten (und möglichst realistischen) Zielen unterstützen und in die richtigen Bahnen lenken.

Was hierbei »richtig« bedeutet? Das ist komplett individuell und vom einzelnen Menschen abhängig – von dir. Es gibt keine Patentrezepte. Nicht für jeden und alle Menschen, für genau dich als Individuum sollte es passen. Deswegen solltest du selbst fühlen und herausfinden, was dir guttut, was dir hilft, was dich agiler und flexibler, beweglicher und gesünder macht und deinen Alltag erleichtert, was dich beispielsweise besser schlafen lässt. Denn du sagst bestimmt nur selten: »Wow, mein Blutfluss hat sich verbessert!« Doch wenn du morgens ausgeruht, frisch und munter aufwachst – das wirst du spüren.

Mein Tipp: Teambuilding. Schaff dir ein eigenes Funktionsteam – wie ein Profisportler. Geh zum Arzt, bevor du mit Bewegung und Veränderung beginnst, und eine Weile nach deinem Start dann erneut. Dadurch kannst du beispielsweise anhand deines Blutbildes ganz konkret sehen, was sich verbessert hat, warum du dich besser fühlst. Geh zu einem Physiotherapeuten und mach eine Muskelfunktionsprüfung. So wirst du mit Unterstützung solcher Expertinnen und Experten als Teil deines Teams erkennen, welche Muskeln nicht richtig angesteuert werden und (noch) schwach sind. Geh in eine Apotheke und absolviere einen BIA-Test, dann hast du schwarz auf weiß, wie viel Fett du speicherst, ob dein Wasserhaushalt okay ist und wie viel stoffwechselaktives Gewebe du hast. (Die bioelektrische Impedanzanalyse, kurz BIA, ist ein einfacher Test, bei dem mithilfe von Elektroden gemessen wird, wie elektrische Ströme mit niedriger Spannung durch den Körper zirkulieren. Auch diesen Test kannst du nach einer Weile wiederholen und auf Veränderungen achten.)

Du selbst bist der entscheidende Motor für mehr Bewegung in deinem Leben. Doch du musst dabei nicht alles allein machen! Wichtig auf diesem

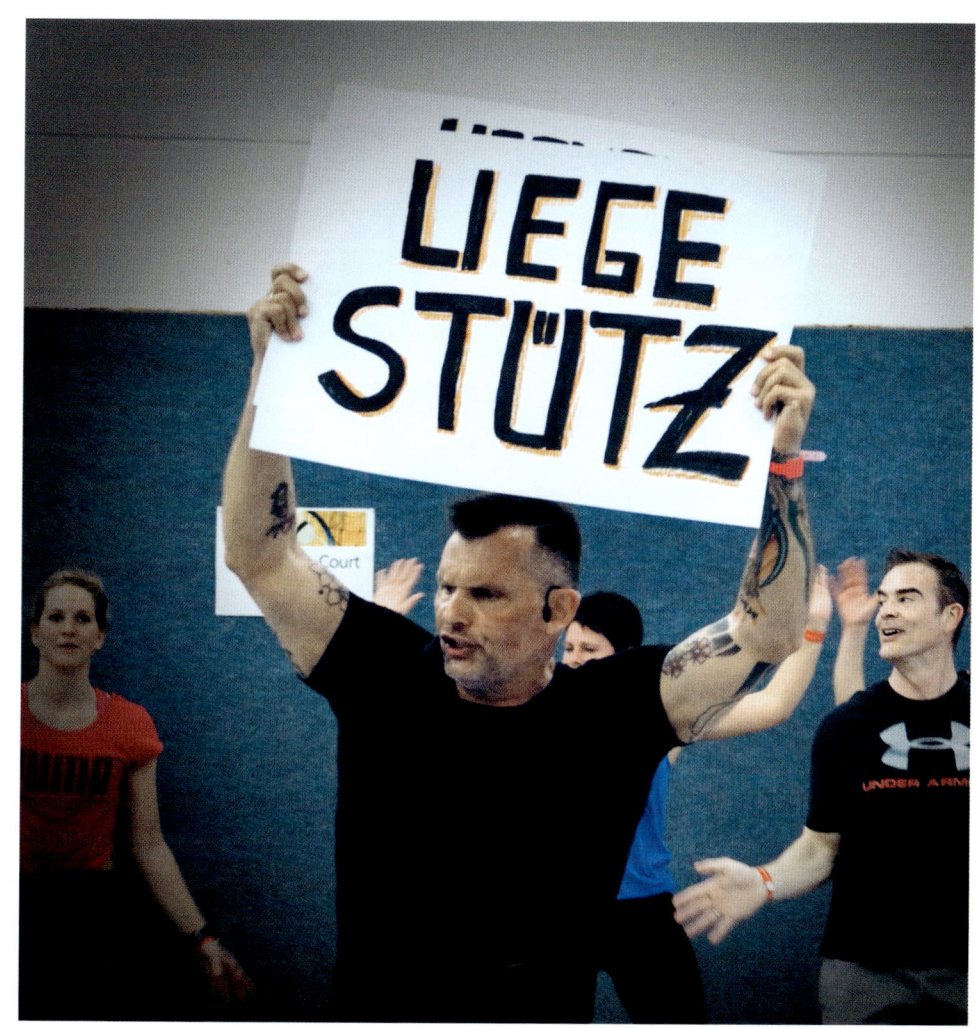

Weg ist es auch, dass deine Veränderungen spürbar, sichtbar und auch messbar werden.

Gesundheit und Zufriedenheit sind der gemeinsame Nenner

Wie sich regelmäßige Bewegung als Ergebnis von Wollen und Machen auswirkt? Und ob man dafür einen »gemeinsamen Wirkungsnenner« für weitestgehend alle Leserinnen und Leser finden kann? Das ist definitiv eine Herausforderung für mich als Trainer – bei jeder Klientin und jedem Klienten aufs Neue. Weil sie alle Individuen und einzigartig sind. Genau das ist Herausforderung und Freude zugleich. Ich kann jedoch mit Sicherheit behaupten: Gesundheit und Zufriedenheit! Diese beiden Wirkungsaspekte wird jeder spüren, die oder der sich ernsthaft bewegen möchte – und es tut.

SEILTANZEN, DYNAMIK UND GRENZEN IM GLEICHGEWICHT

Generell im Leben und deshalb möglichst auch im eigenen Körper ist Balance ein erstrebenswerter Zustand. »In Balance zu sein« heißt dabei keinesfalls »Stillstand«.

Bitte denk an einen Seiltänzer: Er balanciert auf dem Seil, ist ständig in Bewegung, gleicht seine Haltung immer wieder zur einen oder anderen Seite aus. Man spricht daher auch von einer dynamischen Balance. Genau dies gilt es auch für dich zu finden: Dynamik durch Bewegung und damit eine gesunde Balance – in deinem Körper und ebenso im Leben. Und dafür gilt es, ein gutes Gleichgewicht zwischen verschiedenen Faktoren zu schaffen, die deine innere Balance für Gesundheit und Zufriedenheit beeinflussen.

Bewegung ist ein hochkomplexes Phänomen, mit dem Trainer und Trainierte achtsam und bewusst umgehen sollten. Viele verschiedene Ansichten und Meinungen werden vertreten, über die man diskutieren und sich endlos streiten kann – und darüber am Ende womöglich die Bewegung vergisst.

Das Vergessen der Bewegung wäre beim Seiltanzen ziemlich fatal. Gleichzeitig ist es dabei ziemlich ungünstig, wenn man sich vor dem Loslaufen nicht ausreichend realistisch orientiert: Von wo aus starte ich? Und zusätzlich: Wo will ich ankommen? Diese Orientierung ist bei einem Balanceakt auf dem Seil ebenso entscheidend wie auf dem Weg zu mehr Bewegung und Beweglichkeit.

Es gibt Grenzen: Wunschbild und der individuelle Idealzustand

Achtung, hier kommt zunächst ein kleiner Dämpfer: Die meisten Faktoren, die unser Befinden, unsere Gesundheit und körperliche Leistungsfähigkeit bestimmen, sind genetisch vorgegeben. Und sie lassen sich auch durch pure Willenskraft oder heftiges Training nur in einem gewissen Maß verändern. Doch die gute Nachricht: Sie lassen sich in einem gewissen Maß verändern.

Zwei wesentliche Dinge kannst du definitiv aktiv und gezielt verändern: die Geschicklichkeit deines Körpers, also die Koordinationsfähigkeit, und deine Kraft. Beide Faktoren wirst du durch gezieltes Bewegen und konsequentes Üben positiv beeinflussen. Um das zu erreichen, ist es jedoch wichtig, dass du ebenso motiviert wie auch realistisch im Umgang mit dir selbst bist.

Werde dir bewusst, was du anstreben willst!

Deine aktuelle Verfassung, der körperliche Ist-Zustand, ist ein Spiegel deiner Lebensweise. Wenn du ein Ziel vor Augen hast, dann strebst du zumeist nach einem Wunschbild. Dazwischen liegt der – realistische – Ideal-Zustand. Vom Ist-Zustand zum Ideal-Zustand geht es oft erstaunlich und erfreulich schnell, der Körper reagiert und verändert sich zügig. Das kennst du vielleicht schon aus früheren Erfahrungen. Die Freude in den ersten Wochen, wenn sich alles zum Guten verändert und verbessert, ist oftmals groß, die Motivation ist anfangs hoch. Doch dann kommt plötzlich die Phase, in der sich scheinbar nichts mehr tut – denn jetzt geht es in Richtung Wunschbild. Diese Phase wird zunehmend schwerer, man verändert sich nur noch langsam, Fortschritte sind in dieser sogenannten Plateauphase oftmals kaum noch zu erkennen. Nun heißt es, alle Methoden zu nutzen, um weitere Veränderungen zu erreichen, sicht- und vor allem: spürbare Wirkung zu erzielen. Dieser kleine Unterschied zwischen Idealzustand und Wunschbild bedeutet, immer in Bewegung zu bleiben.

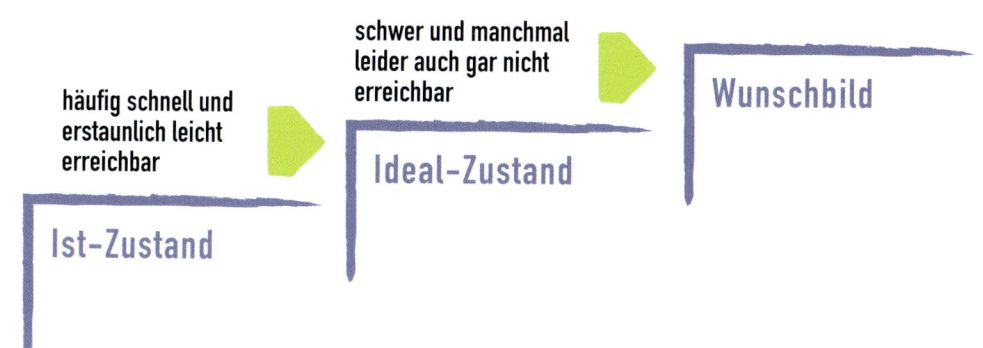

Ist-Zustand, Ideal-Zustand und daneben noch das Wunschbild

Je nach Typ und Charakter braucht der eine Mensch eine dauerhafte und feste Routine, die – einmal zusammengestellt – ein Leben lang funktioniert. Und wiederum ein anderer Mensch braucht regelmäßige Anpassungen (Upgrades) der einzelnen Bewegungsabläufe.

»Aha … und jetzt? Was fange ich nun damit an?«, wirst du dich an dieser Stelle vielleicht fragen. Zu Recht! Es gibt beinahe unendlich viele verschiedene Möglichkeiten zu turnen, sich zu bewegen. Täglich neu oder als Remake in den entsprechenden Magazinen, Ratgebern und Boulevardblättern nachzulesen oder – »noch besser« – von allen möglichen Fitness- und Wellnessexperten vermeintlich »neu« erfunden.

Letzteres können insbesondere alte Hasen aus der Bodybuilding- und Fitnessbewegung der frühen 1980er-Jahre bestätigen. Allein die Tatsache, dass jeder Mensch ein Individuum ist, lässt beispielsweise vermeintliche Wunderdiäten regelmäßig scheitern. Jeder kennt die Geheimtipps der Freunde: »Du musst mal diesen Superplan machen!« Dann sieht man sich acht Wochen später wieder und – zack! – warten schon die nächsten, allerneusten Megatrainings- und Ernährungstipps. Jeden Tag erreichen uns vermeintlich neue (meist jedoch: alte und lediglich neu verpackte) Wundermittel, die mit größter Erwartung ausprobiert und studiert werden. Kaum zu glauben, was da alles schön und fit machen soll.

Der ungeduldige Mensch neigt dazu, immer etwas Neues, womöglich Besseres auszuprobieren, anstatt sich mit den fundamentalen Dingen, wie zum Beispiel einer regelmäßigen Bewegungsroutine, zu begnügen – und konsequent dranzubleiben. Ständiges Hinterherhetzen bei neuen Trends und Wundermitteln und das Nichterreichen der überengagiert gesetzten Ziele machen schlechte Laune – und schlechte Laune kann nicht motivieren. Unmotiviert hat man keine Lust zu Bewegung. Und ohne Bewegung funktioniert die eigene Veränderung nicht.

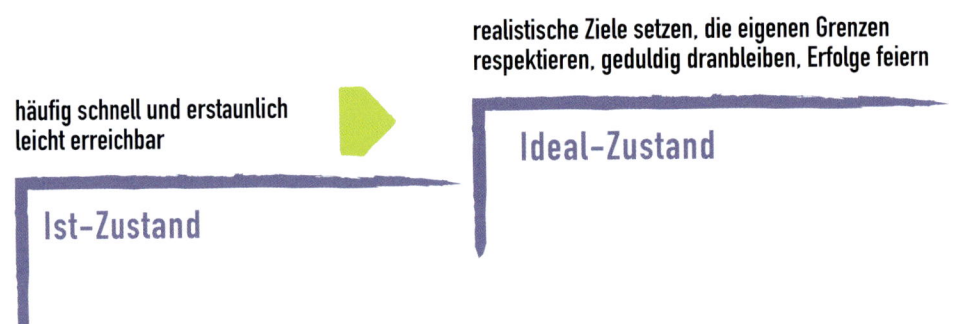

häufig schnell und erstaunlich leicht erreichbar

realistische Ziele setzen, die eigenen Grenzen respektieren, geduldig dranbleiben, Erfolge feiern

Ideal-Zustand

Ist-Zustand

Vom alten Ist-Zustand zum neuen ganz individuellen (und ausreichenden) Ideal-Zustand

Ständig immer wieder neu? Routinen gewinnen!

Regelmäßig durchgeführte Bewegung mit guter Technik und Konzentration auf den eigenen Körper, kombiniert mit genug Entspannung, mit Blick auf realistische Ziele: Wenn das alles vorhanden und auf dich abgestimmt ist, dann wird dein Körper reagieren.

Genau diese Regelmäßigkeit ist die entscheidende Herausforderung auf deinem Weg zu mehr Bewegung. Nicht nur einmal, zweimal oder dreimal zu Beginn ... das dauerhafte Dranbleiben ist es, das dir guttun wird.

TIPPS UND TRICKS FÜR ANHALTENDE MOTIVATION

von Andreas Steffen

Motivation von außen, von Freunden, von der Familie oder aus dem Fitness-, Lifestyle- oder Modemagazin? Das klappt nicht. In über 25 Jahren als Berater und mehr als 15 Jahren als Coach habe ich immer wieder festgestellt: Wirklich bereit zu echten Veränderungen und wirklich wirksam bei deren nachhaltiger Umsetzung sind Menschen nur dann, wenn ihre Motivation von innen kommt. Nur dann, wenn es tatsächlich deine eigenen Wünsche und Ziele auf der Basis deiner ganz persönlichen Rahmenbedingungen, Bedürfnisse und Motive sind, wirst du dranbleiben. Umso wichtiger ist es, von vornherein ebenso geduldig wie auch realistisch zu sein – und zu bleiben.

- Lass dir keine »Zaubertricks« aufschwatzen. Patentrezepte sind toll – allerdings sind sie äußerst rar gesät und passen selten auf alle Individuen. (Und das sind nun mal die meisten Menschen.)

- Finde ausreichend viel über dich selbst und deinen derzeitigen Ist-Zustand heraus, um eine realistische Einschätzung deiner Ausgangssituation zur Veränderung zu haben.

- Erkenne den wahren Grund, der dich zu mehr Bewegung antreibt. (Ist es ein Marathon unter drei Stunden oder willst du beim Treppensteigen weniger außer Atem kommen?)

- Beobachte, welche dauerhaften Routinen dir guttun.

- Setz dir motivierende und gleichzeitig realistische Ziele.

- Respektiere die Grenzen, die dir der eigene Körper setzt.

$\longmapsto$

Noch einige Worte speziell zu den beiden letztgenannten Punkten: Es ist absolut großartig, wenn persönliche – körperliche oder mentale – Grenzen überschritten werden und neues Terrain erreicht wird. (Möglicherweise waren es vorher »nur ausgedachte« oder »selbst gemachte« Grenzen im eigenen Kopf – allerdings ist unser Oberstübchen eine wirklich mächtige Kraft, die man nicht unterschätzen sollte. Und die man auch für sich nutzen kann, wenn man es will.) Doch sich permanent am eigenen Limit zu bewegen oder womöglich knapp darüber hinaus im Einsatz zu sein, ist keinesfalls gesund. Den sogenannten Flow-Zustand erreicht man nicht, wenn man sich selbst und das eigene Leistungsvermögen überschätzt. Stattdessen stellt sich dieser hochgepriesene und wirklich großartige Zustand genau dann ein, wenn man auf hohem Anspruchsniveau all das abruft, was man sich vorher fleißig erarbeitet hat. »Alles fließt« – das geht allerdings nicht von der Couch aus, dazu sollte man sich schon (selbst) in Bewegung setzen. Dabei geht es keineswegs um Weltrekorde oder andere Spitzenleistungen. Mihály Csíkszentmihályi (1934–2021), der als Glücksforscher und Professor für Psychologie den Flow-Begriff geprägt hat, führte eine Befragung durch, unter welchen Bedingungen Menschen am glücklichsten sind und ihre beste Leistung erbringen. Dabei begann er zuerst bei sogenannten Topperformern wie Chirurgen und Spitzensportlern, später erweiterte Csíkszentmihályi diese Studie auf »normale Menschen« aus allen Altersklassen und Arbeitsbereichen. Das Ergebnis? Dieses Flow-Gefühl ist jedem Menschen zugänglich – vor allem dann, wenn die entsprechende Aktivität mit den ganz individuellen und von innen kommenden (intrinsischen) Motivationsfaktoren und Beweg(ungs)gründen im Einklang steht.

IN GUTER BALANCE

Sich sowohl körperlich als auch insgesamt in einer guten und gesunden Balance zu befinden: Hierfür ist es entscheidend, Ungleichgewichte zu erkennen, diese Disbalancen zu reduzieren und möglichst dauerhaft zu vermeiden. Dazu laden wir dich ein zu einem Blick über den Tellerrand von Sport und Bewegung hinaus. Um besser zu verstehen, wie »unsere Maschine«, unser Körper, funktioniert und arbeitet.

Zum besseren Verständnis des menschlichen Körpers und wie er funktioniert schauen wir uns zunächst die sogenannte Tensegrity-Struktur an, die sich mühelos auf das System aus Mensch und Bewegung übertragen lässt. Ohne grundlegendes Wissen und Verständnis für diese Struktur kann man keine effektiven Erfolge haben.

Stabilität und Spannung bilden eine Einheit!

Der US-amerikanische Architekt und Ingenieur Richard Buckminster Fuller entwarf dieses Kunstwort aus *tension* (deutsch: Spannung) und *integrity* (deutsch: Vollständigkeit oder Ganzheit). Es bezeichnet ein Tragwerksystem, in dem sich Strukturen durch Druck (unter anderem auf Knochen) und Spannung (in den Muskeln) selbst stabilisieren. Solange sich die beiden Kräfte im dynamischen Gleichgewicht befinden, ist diese Struktur stabil. Tensegrity-Strukturen sind elastisch und werden umso stabiler (architektonisch in Bezug auf Bauwerke gesehen), je mehr sie belastet werden.

Unsere Bewegungsmaschine besteht aus Muskelketten, die lückenlos durch Bindegewebe oder Faszien miteinander in Verbindung stehen. Der Fachausdruck lautet Myofaszie. Das Wort beschreibt diese untrennbar miteinander verknüpfte Einheit aus Muskelgewebe (myo-) und dem umgebenden Netzwerk aus Bindegewebe (Faszien).

Muskeln, Knochen, Gelenke und Bindegewebe befinden sich in einer sogenannten funktionellen Linie, sie beeinflussen sich also gegenseitig. Wenn sie in Bewegung sind und in Bewegung bleiben, ist diese Balance gegeben. Umgekehrt hat dies zur Folge, dass ein gestörtes Glied die gesamte Kette beeinträchtigt und damit ein reibungsloses Zusammenspiel behindert, sei es durch einen verkürzten Muskel oder durch das unflexibel gewordene Bindegewebe.

Gleichzeitig sollte das Zusammenspiel von aktivem und passivem Muskel stimmen. Bei der körperlichen Bewegung gibt es immer einen aktiven (Agonist) und einen passiven Part (Antagonist). Die eine Muskelgruppe arbeitet unter Spannung, während die andere Muskelgruppe ausgleicht: Wenn du deinen Bizeps bewegst, ist der Trizeps auf der Außenseite deines Arms in der passiven Ausgleichrolle. So funktionieren alle Bewegungen unseres Körpers.

Ein Muskel arbeitet bei einer Bewegung niemals allein

Falls dich dieser Satz an unsere frühere Aussage zu deinem ganz persönlichen Funktionsteam erinnert: perfekt! Gleichzeitig ist gerade das muskuläre Spiel von Agonist und Antagonist entscheidend, um eine gute Balance zu finden und dauerhaft zu behalten. Wenn sie also nicht gegeneinander, sondern im Endeffekt miteinander arbeiten.

Denn häufig wird nur ein Bereich belastet, genau dadurch können Disbalancen, Verspannungen und Haltungsschäden entstehen. Wenn sich der eine Muskel verkürzt und verhärtet, während der andere schlaff und faul wird. In diesem Fall werden sie tatsächlich zu Gegenspielern. Doch das muss nicht so sein! Wenn du dich ganzheitlich und mit vollem Umfang bewegst, dann werden alle Muskeln in deinem Körper zu einem erfolgreichen Team aus richtig guten Mitspielern.

Diese Erkenntnisse sind wichtig für eine sinnvolle Trainingsplanung und deren langfristigen Erfolg – und ebenso für unseren Alltag, sei es präventiv (zur Vorbeugung von Verletzungen), rehabilitativ (zur Wiederherstellung nach einer Verletzung) oder generell zur Aufrechterhaltung oder Verbesserung unserer Beweglichkeit, Gesundheit und Zufriedenheit.

Man kann es einfach darstellen: Wenn ein Ball neu und stramm aufgepumpt ist, so ist er gleichmäßig rund und rollt perfekt in alle Richtungen. Ist er jedoch abgenutzt mit vielen kleinen Ausbeulungen, dann »eiert« er und springt unkontrolliert herum. Und gerade dann, wenn regelmäßige Bewegung bisher nicht zu unserem Alltag gehörte, werden wir einige dieser Unregelmäßigkeiten und Disbalancen in uns haben. Es ist zwar nicht schön, wenn das der Fall ist, aber es ist okay – denn es muss ja nicht so bleiben.

Bitte erinnere dich: Dein Körper ist ein Individuum.

Hat man sich ein wenig Verständnis und Gefühl für den eigenen Körper, für die Muskulatur und das Zusammenspiel der sogenannten funktionellen Muskelketten angeeignet, sieht und spürt man schnell, welche Übungen zur individuellen Zielerreichung passen – oder nicht. Genau deshalb unterscheiden sich fachlich fundierte Trainingspläne und Übungen aus erfahrener Trainerhand von der Bewegungsbespaßung durch selbst ernannte »Sport-Influencer« ohne echtes Grundwissen.

Falls du noch einen weiteren Grund brauchst für deine ganz persönliche Antwort zur Frage »Warum tue ich (mir) das (an)?«, gibt es den Hinweis auf eine aktuelle Studie. Ein australisches Forscherteam von der University of Sydney hat die Daten von 78 430 Erwachsenen im Alter von 40 bis 79 Jahren untersucht und bestätigt, dass regelmäßige Bewegung das Risiko von Demenz reduziert. Klingt das gut? Wenn ja, dann komm und bleib in Bewegung!

Die vergessenen Dimensionen im Alltag: eine einfache und ganz persönliche Erklärung für Bewegungsroutinen gegen Schmerzen und Verspannungen.

Ich schreibe hier meine persönlichen Erfahrungen aus 45 Jahren am eigenen Körper und aus 40 Jahren Erfahrung im Umgang mit meinen Trainees und dem ständigen Austausch mit meinen Experten. Ich will hier nicht mit Fachleuten in Konkurrenz treten oder mich als Schlaumeier aufführen, sondern ich möchte mit einfachen Worten aus der Sicht eines Trainers ein Verständnis für Bewegung schaffen.

Vielleicht hilft es dem einen oder der anderen im Umgang mit Schmerzen und Verspannungen. Aus dem One-on-One-Training, also dem Personal Training, weiß ich, dass es immer auf die Person und die Art der Schmerzen ankommt. Die Person muss Lust haben, sich selber zu helfen, und sie muss die täglichen Routinen gerne machen. Außerdem muss bei starken Schmerzen ein Schulmediziner aufgesucht werden. Bewegung kann Disbalancen lösen, aber keine Verletzungen heilen.

Die erste Frage, die mir immer gestellt wird, lautet: Wie lange dauert es, bis es mir besser geht? Es gibt keine Faustregel, wohl aber eine Erkenntnis: Zum Anfang braucht man etwas Überwindung, weil man oft in den Schmerz arbeitet. Da ist Fingerspitzengefühl gefragt. Dann wird es Woche für Woche besser, man wird beweglicher und der Schmerz verschwindet. Ich rate zum Durchhalten und dazu, in seinen Körper reinzuhören. Vertrau dir selber. Und denk daran, dass Verspannungen selten über Nacht kommen. Meist haben sie eine lange Vorgeschichte.

Aus meiner Sicht ist es auch wichtig zu erkennen, wann und wo man den Körper in eine »schiefe Lage« bringt. Es nicht sicher nicht leicht, die Sitzposition zu verändern, in der man sich jahrelang wohlgefühlt hat. Da braucht man genauso viel Durchhaltevermögen wie beim Bewegen. Dazu sollte man auch wissen, dass der Körper sehr effizient arbeitet, soll heißen: Muskeln, die nicht gebraucht werden, sind nicht sehr ausgeprägt, um Energie zu sparen (ganz einfach erklärt). In der Folge bilden sich eben – genau: Disbalancen und Verspannungen.

Noch etwas: Im Alltag gibt es oft übersehene Dimensionen, die jedoch auch für »normale« Menschen in ihren Bewegungsroutinen von Bedeutung sind. Ich will dir also zuerst meinen Bewegungsansatz erklären, der auf der Orientierung am eigenen Körper und physikalischen Voraussetzungen basiert, damit du meine danach anschließenden Bewegungsprogramme besser verstehen und nachvollziehen kannst.

1. Orientierung am eigenen Körper

Die Art und Weise, wie wir uns im Raum orientieren, wird stark von der Schwerkraft beeinflusst. Unsere Verbindung zum Raum entsteht durch das Gewicht, das durch die Schwerkraft in Richtung Boden gezogen wird, und durch die Kontaktpunkte mit dem Boden.

Das kannst du ganz einfach am eigenen Körper spüren. Stell dich fest und aufrecht hin, versuche, auf dem ganzen Fuß zu stehen. Du wirst merken, dass diese Position leicht ist, soll heißen: Du könntest diese Position eine ganze Weile halten. Wenn du jetzt eine kleine Veränderung vornimmst, zum Beispiel dich kraftvoll auf die Zehenspitzen hochdrückst und versuchst, nur auf dem Fußballen zu stehen, dann reicht bereits diese kleine Veränderung aus, um viele Muskeln zum Arbeiten zu zwingen. Diese Position kannst du wiederum sehr wahrscheinlich nicht so lange halten.

Mit solchen kleinen Positionsveränderungen kann ich als Trainer die Belastung im Training erhöhen, und ebenso kannst du mit ihnen und mit den folgenden Bewegungsroutinen den Schmerzen, die im Alltag durch immer wiederkehrende Fehlhaltungen entstehen, entgegenwirken. Wichtig zu wissen: Aus meiner Erfahrung passt sich der Körper erst nach einer längeren Zeit an. Das liegt unter anderem an den verschiedenen Körperstrukturen (Muskeln, Sehnen, Knorpeln, Bindegeweben et cetera). Also einfach machen und dranbleiben.

2. Physikalische Voraussetzungen:

Schwerkraft:
Die Anziehungskraft der Erde beeinflusst unsere Bewegungen. Die Größe der Angriffsfläche für die Schwerkraft bestimmt, wie leicht oder schwer eine Bewegung ist. Die Ausgangsstellung – sei es Stand, Sitz, Seitenlage oder andere Positionen – beeinflusst, wie die Schwerkraft auf die Bewegung wirkt.

Ebenen und Achsen:
Um die Dreidimensionalität zu verstehen, teilen wir den Körper in drei Ebenen:
• Transversal: waagerecht, teilt den Körper in oben und unten.
• Frontal: von rechts nach links, teilt den Körper in vorne und hinten.
• Sagittal: von vorn nach hinten, teilt den Körper in links und rechts.

Muskelfasertypen:
Muskeln bestehen aus verschiedenen Fasertypen:

- **ST-Fasern (*slow-twitch*):** Sie kontrahieren langsam, sind ausdauernd (tonische Muskulatur). Die ST-Fasern sind für Ausdaueraktivitäten verantwortlich. Sie zeichnen sich durch eine langsame Kontraktionsgeschwindigkeit aus, halten jedoch länger durch, bevor sie ermüden. Hier sind einige Beispiele für Bewegungen und Aktivitäten, bei denen die ST-Fasern vermehrt zum Einsatz kommen:

Aerobes Ausdauertraining: Joggen, Radfahren, Schwimmen, Langstreckenlauf
Wandern: Bergwandern, Langstreckenwanderungen
Langsame, wiederholte Übungen: Langsame Kniebeugen, ausdauernde Yoga-Posen, gleichmäßige Kraftübungen mit moderatem Gewicht
Ausdauerorientierte Sportarten: Langstreckenlauf, Rudern, Langlaufski
Low-Impact-Übungen: Gehen, Schwimmen, Radfahren

- **FT-Fasern (*fast-twitch*):** Sie kontrahieren schnell, ermüden aber auch schneller (phasische Muskulatur). Die FT-Fasern sind für schnelle, kraftvolle und explosive Bewegungen verantwortlich. Im Gegensatz zu den ST-Fasern ermüden sie schneller, sind jedoch in der Lage, eine höhere Kraft zu entwickeln und schnell zu kontrahieren. Hier sind einige Beispiele für Bewegungen und Aktivitäten, bei denen die FT-Fasern vermehrt aktiviert werden:

Kurzzeitige, intensive Aktivitäten: Sprinten, Sprünge (z. B. bei Plyometrie), schnelle Richtungswechsel (z. B. bei Agilitätsübungen)
Krafttraining mit hohen Belastungen: schwere Kniebeugen, Kreuzheben, Bankdrücken mit hohem Gewicht
Schnelle, kraftvolle Sportarten: Gewichtheben, Boxen, Sprinten in verschiedenen Sportarten (z. B. Fußball oder Basketball)
Explosive Bewegungen: Boxsprünge, Medizinballwürfe, Kettlebell-Swings
Intervalltraining: Hochintensives Intervalltraining (HIIT), Intervallläufe

Die Kombination von FT- und ST-Fasern in verschiedenen Muskeln ermöglicht es dem Körper, auf unterschiedliche Anforderungen der Bewegung zu reagieren und eine breite Palette von körperlichen Aktivitäten auszuführen. Es ist wichtig zu beachten, dass der Körper bei den meisten Aktivitäten eine Mischung aus ST- und FT-Fasern verwendet, je nach Intensität und Anforderungen der Bewegung.

Muskuläre Ungleichgewichte und ihre Auswirkungen

Muskuläre Ungleichgewichte entstehen durch einseitige Be- und Entlastung im Alltag, mangelnde körperliche Beanspruchung oder falsche Bewegungen. Hier ein paar Situationen, die jeder kennt:

- Bei längeren Autofahrten sitzt man oft schräg im Sitz und entlastet den Ellbogen, indem man ihn an der Lehne aufstützt. Man verdreht praktisch den

Rumpf, ist in der Hüfte und in den Knien gebeugt und durch das Auflegen des Ellbogens ist der Schultergürtel in Schräglage. Jetzt, wo du das liest, verstehst du die Disbalancen in dieser Position. Wenn du das jetzt täglich für 60 Minuten machst, dann kann das zu Rückenschmerzen führen. Wenn du aber anfängst, diese Position zu verändern (ich weiß, dass es Disziplin erfordert), und zusätzlich jeden Tag ein passendes Übungsprogramm durchführst, dann bin ich mir sicher, dass nach sechs bis acht Wochen eine Schmerzlinderung eintritt.

• Das gleiche Ausgangsproblem liegt vor, wenn du immer in der gleichen Position auf dem Sofa sitzt: lässig, halb liegend und in der Mitte des Körpers leicht verdreht. Jeden Tag und eventuell über mehrere Stunden. Es werden sich ganze Muskelstränge verspannen und du wirst Schmerzen im Rücken bekommen, und zwar im normalen Alltag. Dagegen helfen meine Bewegungsroutinen. Du musst nur eines tun, und zwar konsequent durchhalten: zum einen die Sitzposition wechseln und zum anderen regelmäßig bewegen.

• Noch ein letztes Beispiel, an dem du erkennst, wie sehr der Körper an Bewegungsroutinen gewohnt ist: Wenn du beim Fegen mit einem Besen immer die gleiche Hand verwendest und dann einfach mal die Hände wechselst, wirst du feststellen, wie dir das auf Anhieb schwerer fällt. Der Grund: Die Koordination wird nicht so flüssig sein, die Kraftanstrengung wird größer. Ein gutes Beispiel, um zu verstehen, wie sich Disbalancen, Körperachsen und Bewegung im Raum verhalten und auswirken.

Fazit: Effektive, regelmäßige Bewegungsroutinen sollten nicht nur die vergessenen Dimensionen berücksichtigen (drehen, schwingen, verwringen …). Die Orientierung am eigenen Körper, physikalische Grundlagen und die Berücksichtigung von Muskelfasertypen sind für einen Trainer entscheidend, um Bewegungsroutinen sinnvoll zu gestalten und muskulären Ungleichgewichten vorzubeugen. Indem wir diese Dimensionen verstehen und in unser Bewegungsprogramm integrieren, können wir langfristige gesundheitliche Vorteile erzielen.

Wenn ich dazu eine optimale Kombination zusammenstellen müsste, dann würde die folgendermaßen aussehen:

• Ich würde die Bewegungsroutine in drei Abschnitte teilen, die sich auf die verschiedenen Achsen fokussieren (Körper- und Raumachsen): Schultergürtel, Hüfte und Knie.

• Dann muss es eine Choreografie sein, das bedeutet: Übungen und Übergänge in einem fließenden Ablauf, ohne Pause.

• Und zum Schluss würde ich es als Zirkel gestalten.

Daher sähe meine optimale Routine dann so aus:
Ich habe diesen Zirkel auch mal in einen Text gefasst. Lass dir den am besten mal als Anweisung von einem Partner vorlesen, dann kannst du direkt dazu loslegen:

• Du startest mit den Kniebeugen, langsam und dynamisch. Zu den Kniebeugen kreist du mit deinen Armen, so weitläufig wie möglich. (30 Wiederholungen)

• Dann beugst du dich vor, bis deine Hände den Boden berühren, und begibst dich nach vorne in die Bauchlage. Dann machst du weite Schwimmbewegungen, ohne dass Arme und Beine den Boden berühren. (30 Wiederholungen oder so viele du schaffst)

• Danach rollst du dich auf den Rücken und hebst die Beine an – achte darauf, die Knie durchzustrecken – und versuche, mit den Fingerspitzen die Fußspitzen in kurzen Aufwärtsbewegungen (Crunches) zu berühren. (30 Wiederholungen)

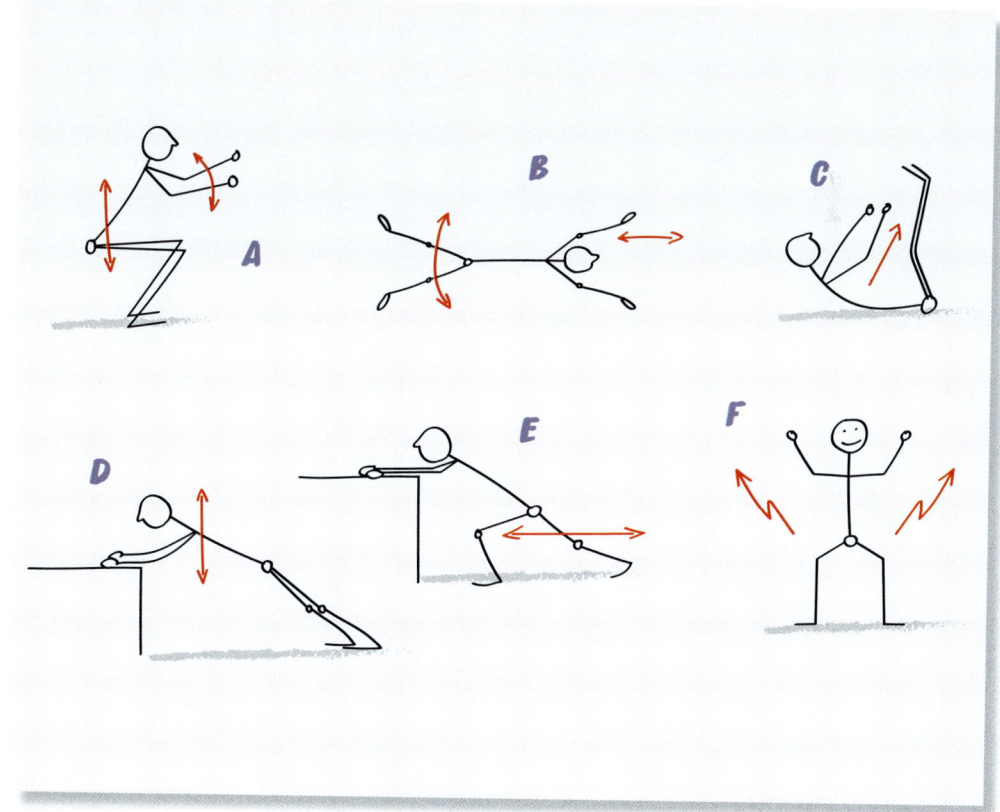

- Danach stehst du auf, so schnell wie du kannst. Stütze dich mit den Händen auf an einer Tischkante ab und beuge dich mit dem Oberkörper wie beim schrägen Liegestütz nach vorne zum Tisch runter und wieder hoch. Achte darauf, den Rücken und die Beine gerade und durchgestreckt zu halten. (20 Wiederholungen)

- Halte dich als Nächstes weiter am Tisch fest und mache große, dynamische Wechselsprünge. (40 Wiederholungen pro Bein)

- Zum Schluss lässt du den Tisch los und versucht, aus gebeugten Knien heraus und mit gestreckten Armen rhythmische Strecksprünge zu machen. (20 Wiederholungen)

Wie lange dauert es, bis ich Ergebnisse spüren kann?

Das ist eine Frage, die mir immer wieder gestellt wird. Ich kann hier nur aus meiner Berufserfahrung berichten, denn es kommt immer auf den Trainee an. Wenn wir an Disbalancen arbeiten, dann erzielen wir die schnellsten Erfolge im Team, soll heißen, dass der Trainee bereit ist, mitzumachen. Im Idealfall ist neben mir noch ein Physiotherapeut mit im Boot. Der Trainee ist bereit, auch unangenehme Bewegungen und Phasen durchzustehen. Ich arbeite immer mit einem Physio oder Orthopäden zusammen, um die besten Erfolge zu erziehen. Grob kann man sagen: Um leichte Verspannungen mit einem Bewegungsprogramm wie dem hier vorgestellten zu lösen, braucht man mindestens sechs bis acht Wochen.

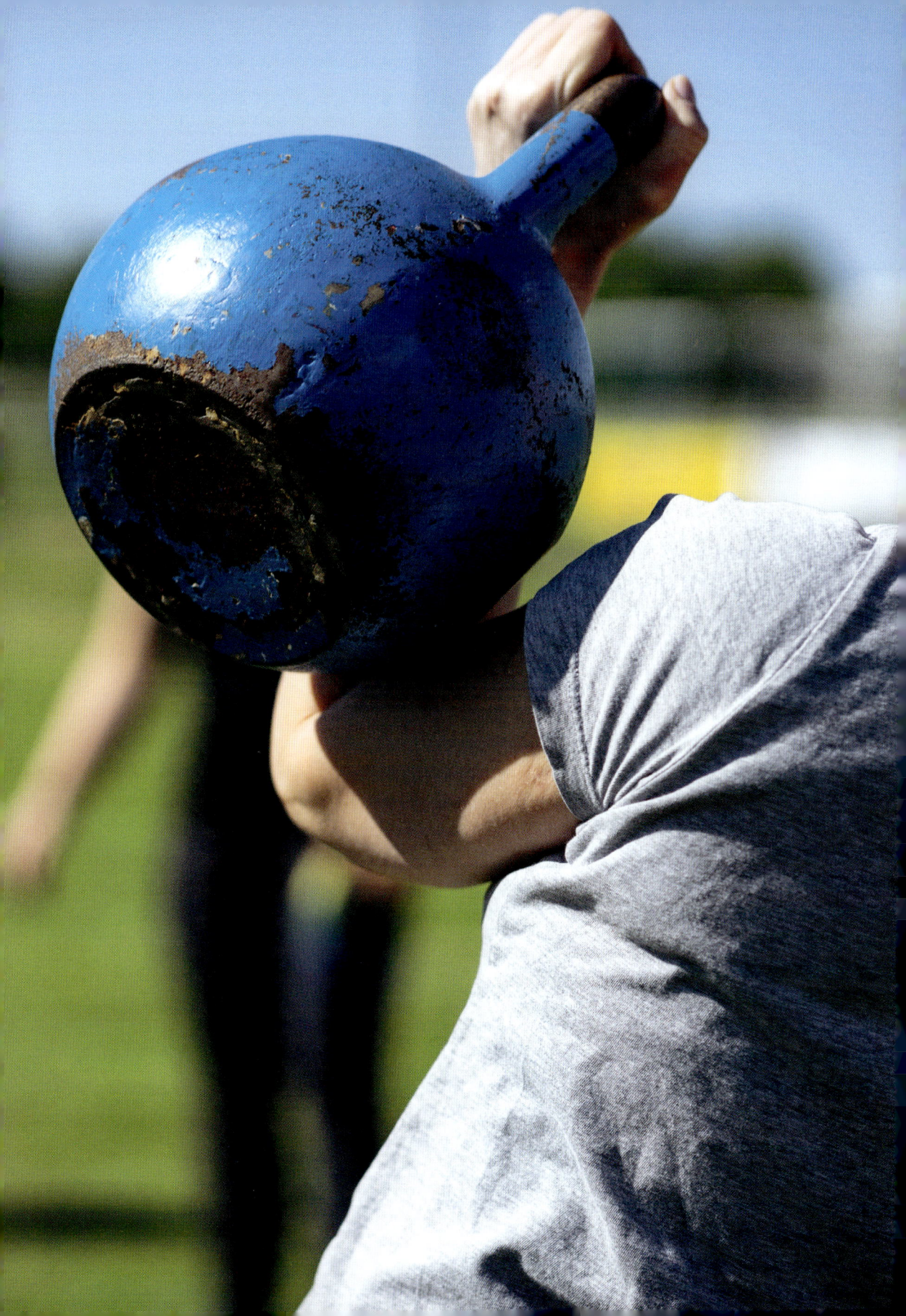

ERST EINMAL STOPP, ZURÜCK AUF NULL

In den letzten Jahren wurde insbesondere durch die sozialen Medien deutlich, dass Bewegung und vermeintlich simples Training längst keine trivialen Themen mehr sind. Auf Instagram, TikTok und YouTube steigt täglich die Zahl von Influencern, die ihr Geld damit verdienen, indem sie Millionen von Menschen erklären, dass genau ihr Weg der einzig wahre ist.

Auch über diese oftmals recht subjektiven und nicht immer trainingswissenschaftlich fundierten Meinungen hinaus toben teilweise fast schon philosophische Glaubenskriege, aus denen heraus jahrein, jahraus vermeintlich neue Trainingskonzepte resultieren. (Ob es sich dabei um echte Innovationen handelt oder den berüchtigten alten Wein in neuen Marketingschläuchen, bleibt im Einzelfall zu hinterfragen.)

Training hat sich mittlerweile zu einem dermaßen komplexen Phänomen entwickelt, dass man es aus verschiedenen Perspektiven betrachten muss. Es treffen Tausende unterschiedlicher Meinungen und Disziplinen aufeinander: Sportwissenschaft, Medizin, Biomechanik, Ernährungs- und Neurowissenschaften und sogar Philosophie, um nur einige zu nennen. Alle mit einem eigenen Weltbild und dem alleinigen Wahrheitsanspruch: »Meine Methode ist richtig, deine nicht.« Hinzu kommen ständig neue Trendsportarten und ebenso die kommunikationsfreudige Fitnessindustrie mit ihren Werbe- und Verkaufsstrategien, die lautstark unser Ego adressieren.

Doch kann (und muss) man Bewegung neu erfinden?

Lassen wir mal alle trainingswissenschaftlichen Faktoren weg, dann bleibt nur noch die simple Physik der Bewegung. Der Bizeps beugt den Arm. Egal, was man in der Hand hält. Egal, ob es wackelt, kribbelt, leuchtet. Ganz gleichgültig, ob es eine Hantel, ein Gummiband oder der Griff an einer Maschine ist. Die grundsätzliche Bewegung und der Ablauf bleiben gleich. Die Hand greift einen Gegenstand, hält den Gegenstand fest, der Arm wird gebeugt. Das war's. So einfach ist Bewegung.

Den menschlichen Körper gibt es jetzt schon einige Tage. (Genau genommen sind es in unserer heutigen Form ungefähr 300 000 Jahre.) Damals war Bewegung wesentlich weniger komplex, nur selten an schicke Sportklamotten, clevere Power-Kurse oder tolle Apps gebunden, sondern weitaus natürlicher. Weil es nämlich exakt das gewesen ist: unsere Natur. Deswegen ist es ratsam, diese Komplexität zu reduzieren.

Wenn's einfach ist, steigt die Chance, dass es funktioniert!

»Karsten ist für mich ein Wunder ... Er schafft es, Menschen mit seiner Energie anzustecken, zu motivieren und zu Höchstleistungen anzutreiben. Ich habe Karsten 2013 kennengelernt. Als ich Karsten von meinen Rückenproblemen und -OPs in der Vergangenheit erzählt habe, bat ich ihn um ein paar Tipps. Da hat er mich sofort unter seine Fittiche genommen. Er hat jeden Tag mit mir trainiert. Es waren alles Übungen mit meinem eigenen Körpergewicht. Als Hilfsmittel drückte er mir manchmal ein Handtuch oder ein Gummiband in die Hände, aber das war's auch schon. Er hat mir ein Programm zusammengestellt, das ich in jedem noch so kleinen Hotelzimmer ausführen konnte, und dafür war ich dankbar. Ziemlich schnell habe ich bemerkt, wie sich mein ganzer Körper verändert hat. Zwei Jahre später hatte ich mein eigenes Album fertig und war an der Planung zu einem Video. Mein Regisseur hatte die fabelhafte Idee, dass ich doch auf einem Laufband rennen soll. Wegen meinem Rücken war ich aber seit bestimmt zehn Jahren nicht mehr laufen, und das machte mir Sorgen. Könnte ich damit meinem Rücken schaden? Ich wusste, wie lange solche Drehtage dauern können, und ich hatte immer noch die Worte von meinem Arzt in den Ohren: ›Joggen solltest du besser nicht mehr, um deiner Wirbelsäule keine unnötigen Schläge zu verpassen.‹ Also habe ich Karsten angerufen und ihm erzählt, dass ich irgendwie meine Kondition und meinen Rücken aufbauen muss, und das in genau einem Monat. Er hat mir noch am gleichen Tag ein Programm geschickt. Eine Woche lang jeden Morgen 15 Minuten draußen laufen und ein paar Übungen für danach. Wieder waren es nur Übungen mit dem eigenen Körpergewicht. Und ich sollte mir eine Blackroll anschaffen, um die Muskeln weich zu kriegen. Seine Mail endete mit: ›Ein Monat ist nicht lang, aber du schaffst das.‹ Ich fühlte mich motiviert und fing an zu trainieren. Alle zwei bis drei Tage hat er nachgefragt, wie es mit dem Training läuft. Ich wusste, wie viel dieser Mann zu tun hatte, und trotzdem fand er die Zeit, nach mir zu fragen und mich dadurch gleichzeitig anzuspornen. Nach einer Woche hat er mir ein Update geschickt. Die Laufintensität wurde gesteigert und auch die Übungen wurden schwerer. 18 Minuten rennen: 4 Minuten schnell, 2 Minuten langsam und so weiter ... die letzten 4 Minuten so schnell ich konnte. Das Laufen fiel mir schwer, aber ich habe schnell Fortschritte gemerkt und durch die Übungen fühlte ich es im ganzen Körper. Einen Tag bevor ich in den Urlaub geflogen bin, habe ich Karsten wieder angeschrieben und gefragt, ob er Tipps hat, um auf einer kleinen Insel zu trainieren. Ich hatte dort keine Möglichkeit, viel zu laufen, deswegen *hat er ein Programm zusammengestellt, das ich im Wasser trainieren konnte. Hampelmänner, Kicks und Rennen im Meer waren für die anderen Urlaubsgäste bestimmt lustig anzuschauen, aber für mich wirklich spannend und anstrengend. Und natürlich noch mehr Übungen fürs Hotelzimmer. Rumpfbeuge, Sit-ups, Helikopter, Squats und noch mehr. Mein Körper fühlte sich immer fitter an. Als ich aus dem Urlaub zurückgekommen bin, stand die letzte Woche an. Und noch ein letztes Mal gab es ein neues Programm. Jetzt sollte ich aufs Laufband. Cardiotraining. 3 Minuten Warm-up mit einem Springseil. Danach abwechselnd rennen, locker rennen, gehen und sprinten und dazwischen Übungen. Nach diesem Training war ich wirklich geschafft, aber glücklich. Für den Videodreh stand ich mehrere Stunden auf dem Laufband, verteilt auf 14 Stunden Drehzeit. Ich habe es geschafft!!!! Und der Muskelkater am Tag danach war sogar auszuhalten und das Tollste an allem: So ziemlich alles tat weh ... nur mein Rücken nicht!*

Danke, Karsten! In Liebe, Steffi«

Das sagt die Sängerin Stefanie Heinzmann über ihre Arbeit mit Karsten und die daraus resultierende Veränderung. Es muss also nicht immer ein ultramodernes Sportstudio sein. Der eigene Körper oder ganz alltägliche Gegenstände können vollkommen ausreichen – und viel Gutes bewirken. Mehr dazu? Sehr gern, nachher im Kapitel »Bedienungsanleitung für deinen Alltag«.

Revolution! Wie vor 100 Jahren

Evolution ist super! Ohne sie würden wir Menschen nicht existieren und du würdest höchstwahrscheinlich dieses Buch nicht in den Händen halten. Doch statt der allerneuesten Evolutionsstufe des Trainings empfehlen wir stattdessen eine Revolution – im ursprünglichen Sinne dieses Wortes.

Es darf ganz simpel sein!

»Zurückdrehen auf einen früheren Zustand«: Was auf den ersten Blick wie konservativ-reaktionäres Handeln von Ewiggestrigen klingen mag, hat als Definition des Begriffs »Revolution« manchmal durchaus seine Berechtigung. Wenn du es simpel und machbar halten willst, wird es lohnenswert sein, sich auch mit Bewegungen zu beschäftigen, die bereits vor über 100 Jahren von Orthopäden empfohlen wurden. Doch warum kann simpel hierbei gut sein?

Wieder und wieder ...

Damit sich unser Körper anpasst und verändert, ist es erforderlich, dass Bewegungen wiederholt werden. Und je einfacher und unkomplizierter diese Abläufe sind, desto leichter wird es dir fallen, sie umzusetzen.

Wenn du permanente Abwechslung brauchst oder unglaublich komplexe Bewegungsabläufe liebst: gerne! Doch sei versichert: Je unkomplizierter die Aktivitäten sind, desto höher ist die Wahrscheinlichkeit, dass du diese Bewegungen auch »einfach mal eben so« ausführen kannst – und wirst.

9. Vorschriften für solche Fälle, wo es keinem örtlichen, sondern einen auf die ganze Constitution sich beziehenden oder blos einem vorbeugenden, gesunderhaltenden Heilzwecke gilt, also nur auf eine entsprechende Summe allseitiger Bewegung ankommt, daher gegen: allgemeine Muskel- und Nervenschwäche, Blutarmuth (Bleichsucht), Scrophelkrankheit, Gicht, Fettsucht u. dgl., so wie für bewegungsarme Personen überhaupt.

a) Für den erwachsenen männlichen Körper.*)

Armkreisen. Fig. 4. (8, 12, 20.)

Armstossen nach vorn Fig. 9. (10, 20, 30.)

„   „   *aussen* Fig. 10. (10, 20, 30.)

„   „   *oben* Fig. 11. (4, 8, 12) T.

Rumpfkreisen Fig. 23. (8, 16, 30.)

Handreiben Fig. 19. (40, 60, 80.)

Rumpfaufrichten Fig. 24. (4, 8, 12.)

Beinheben seitwärts Fig. 26. (6, 10, 16) T.

Beinzusammenziehen Fig. 28. (4, 6, 8.)

Fuss-Strecken und -Beugen Fig. 31. (20, 30, 40.)

Sägebewegung Fig. 38. (10, 20, 30.)

Knieheben nach vorn Fig. 32. (4. 8. 12) T.

Armwerfen vor- und rückwärts Fig. 36. (30, 60, 100.)

Niederlassen Fig. 33. (8, 16, 24.)

Arm- und Rumpfkreisen: Bewegungsanleitungen müssen nicht kompliziert sein!

MOBILITÄT MIT GEDULD

Mobiler werden heißt, den eigenen Körper zu spüren, Bewegungen richtig einzuleiten, sich nicht zu verletzen und in einen dynamischen Alltag zu kommen. Zeit spielt beim Mobilerwerden eine große Rolle: Knochen, Muskeln, Gelenke, Sehnen und Bindegewebe haben unterschiedliche Anpassungszeiten.

Während die Muskeln recht schnell auf neue Bewegung reagieren, brauchen beispielsweise unsere Sehnen deutlich länger, um sich anzupassen.

Motivation ist super! Doch zu früh zu viel zu wollen, kann schädlich sein – und nach einem engagierten Start womöglich schon sehr bald zur ersten Zwangspause führen.

Daher bitte: Eile mit Weile. Gönn deinem Körper die Bewegung – und zwar ohne dich zu hetzen! Schritt für Schritt, denn was vor dir liegt, ist eher ein Dauerlauf, kein Sprint.

Gerade dann, wenn wir zuletzt wenig oder gar keine Bewegung hatten, braucht unser Körper eine gewisse Aufwärmzeit. Genauso, wie man auch selten direkt aus dem Bett springt, um gleich darauf für einen 100-Meter-Lauf an den Start zu gehen. Muskeln und vor allem Gelenke und Sehnen wollen möglichst geduldig aufgeweckt werden. Das gilt umso mehr, wenn sie sich erst mal ans Bewegen gewöhnen sollen. Mach also – ganz real und auch im übertragenen Sinn – zu Beginn eher kleine Schritte und diese dafür regelmäßig. Wer es am Anfang, insbesondere nach einer längeren Bewegungspause, übertreibt, erntet vermutlich sonst Muskelkater oder Gelenkschmerzen, die gar nicht nötig sind, wenn man es etwas ruhiger angeht.

Regelmäßigkeit in den Übungen und Bewegungen wird umso wichtiger, je älter wir sind. Gerade dann, wenn wir neu oder nach längerer Pause anfangen, uns wieder mehr zu bewegen.

Wir wollen wieder beweglicher werden, jedoch den Bewegungsdrang und den Beweglichkeitsgrad nicht ins Sinnlose treiben, sondern im Rahmen unserer Möglichkeiten optimieren. Gelenke und Bewegungsachsen sollen wieder voll benutzt werden können. Sie urplötzlich von null auf hundert zu beanspruchen, wäre ebenso falsch und fatal, wie sie für immer schlummern zu lassen.

»Ja, ja, ich weiß, Sport ist wichtig, ist gesund und macht glücklich. Bla, bla, bla. Das habe ich so oft gehört. Aber ganz ehrlich, glücklich macht auch die Schokolade, nur dass sie wesentlich weniger anstrengend ist. Warum also Sport? Leider gehöre ich zu den Personen, die bei Stress essen, viel essen, also eigentlich rund um die Uhr. Und ich hatte wirklich sehr lange sehr viel Stress. So wurde ich immer dicker. Und je dicker ich wurde, desto unglücklicher wurde ich. Und je unglücklicher ich wurde, desto mehr habe ich gegessen. Ein Teufelskreis. Es kam, wie es kommen musste. Ich bekam Depressionen, ständige Rücken-, Nacken- und Kopfschmerzen plus Bluthochdruck. Erst reichte eine Tablette, dann brauchte ich zwei. Das fand ich natürlich nicht toll, nahm es aber hin. ›Ich gehöre halt zu den Menschen mit zu hohem Blutdruck‹, sagte ich mir. Doch wenn ich damals gewusst hätte, was ich heute weiß, wäre es gar nicht erst so weit gekommen!

Vor etwas mehr als einem Jahr hat es mir dann aber gereicht. So wollte ich nicht mehr weiterleben, nicht mehr so unbeweglich und fett sein. Wollte wieder Leute treffen, mich nicht verstecken. Also fing ich nach 20-jähriger Sportabstinenz ganz langsam an zu joggen. Es war sehr mühsam, ich schaffte nur wenige Meter und brauchte dann gleich wieder eine Pause. Im November lernte ich Karsten kennen. Ich habe mich für meine Figur und Unsportlichkeit geschämt und dachte, er würde bestimmt nicht mit mir trainieren wollen. Aber nein, besser: aber doch! Denn er gab mir die Chance und sagte mir, er würde schauen, ob es zwischen uns passt.

Jetzt, ein Jahr später, bin ich ihm für so unglaublich viel dankbar. Er forderte viel, bremste mich allerdings auch aus, wenn ich übermütig wurde, und achtete sehr darauf, dass ich mich nicht verletzte und mein Körper die Belastung auf Dauer aushalten kann. Und nicht nur das. Es war ihm wichtig, dass alles drum herum auch stimmt. Segnet der Arzt unseren Sport ab? Wie sind die Blutwerte, was sagt der Kardiologe, wie viel esse ich und wann?

Mein Körper hat sich komplett verändert. Nicht nur, dass ich es geschafft habe, knapp 40 Kilo abzunehmen, ich habe viele Muskeln aufgebaut. Aber das Wichtigste: Ich brauchte erst statt zwei nur noch eine Blutdrucktablette. Seit einem halben Jahr gar keine. Ich habe auch keine Rücken-, Nacken- und Kopfschmerzen mehr, bin deutlich beweglicher, wacher, schlafe besser und bin nicht mehr depressiv. Auch wenn mir die Ärzte oft Sport und Gewichtsabnahme empfohlen haben, war mir dieser starke Zusammenhang zwischen Sport, Gesundheit und generellem Wohlbefinden nicht bewusst. Niemals hätte ich gedacht, dass Bewegung mein Leben so verändern kann.

Danke, Karsten, danke für mein neues Ich, für meine Gesundheit und meine neu gewonnene Freiheit!«

Nele Scheuermann hatte und hat mit Karsten einen Trainer an ihrer Seite. Doch die Veränderung für sich selbst? Die hat sie selbst bewirkt. Zuerst durch ihre Entscheidung, dann durch ihr konsequentes Machen und Dranbleiben.

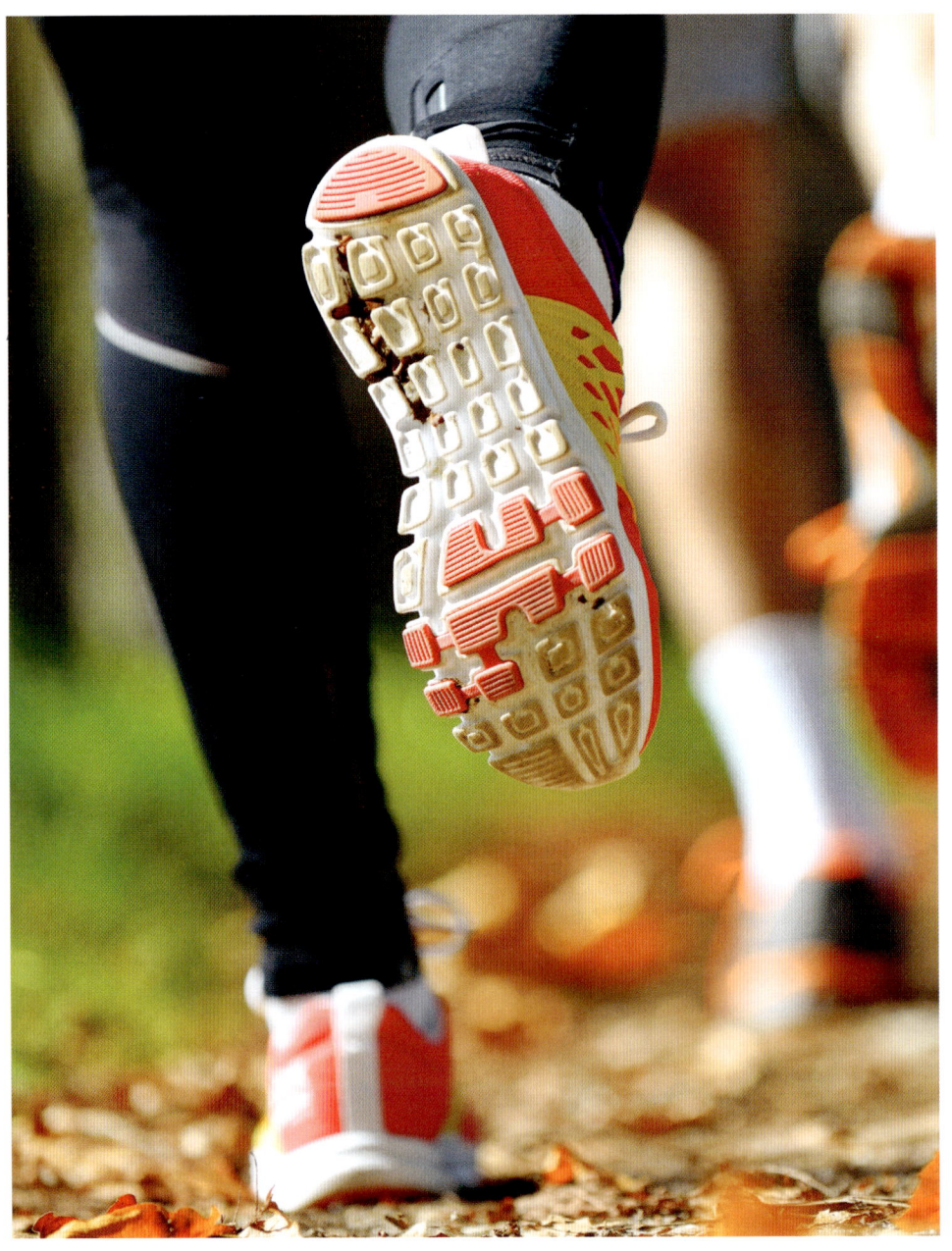

WOFÜR BRAUCHEN WIR MOBILITÄT?

Wir brauchen Beweglichkeit in jeder Lebenslage. Sie dient unserer Leistungsfähigkeit ebenso wie der besseren Erholung. Im Alltag vermittelt uns Mobilität mehr Sicherheit und Kontrolle.

Eine plötzliche Drehung mit dem Kopf? Ein falscher Schritt aus dem Bett? Mit guter Grundbeweglichkeit und gesunder Mobilität muss so etwas nicht in einem fiesen Nackenkrampf oder verknacksten Fußgelenk enden. Denn regelmäßig bewegte Muskeln und Gelenke sind belastbarer, sie verkrampfen seltener. Ein gutes Körpergefühl von der Fußsohle bis in die Haarspitzen ist hierfür die entscheidende Voraussetzung. Und mal ganz ehrlich: Es sieht einfach nicht gut aus, wenn man sich beim Schuhebinden oder Sockenanziehen mühsam hinsetzen und ein Bein umständlich auf das andere hieven muss. Auch hilflos-einbeiniges Herumhüpfen ist nur wenig elegant. Sich jedoch die Schuhe im Stehen zu schnüren, so simpel das klingt, steht für ein harmonisches Zusammenspiel aus Muskeln und Gelenken, Kraft, Konzentration und innerer Balance.

Mobilität dient dazu, dass du dein eigenes Gewicht beherrschst – nicht umgekehrt. Leben und Übung gehören zusammen, das ist schon mal ein Grundsatz, den es sich zu merken lohnt. Durch höhere Mobilität erreichen wir mehr Selbstsicherheit und Selbstkontrolle – in unserem Körper und insgesamt für uns selbst.

Erkenne dich selbst

Der Körper hat Gebrauchsspuren. Ab einem gewissen Alter ist das vollkommen normal. Aber welche Zipperlein sind es genau? Die Auswahlliste ist lang. Rückenleiden, Schulterbeschwerden. Hüftunbeweglichkeit, ein eingeschränkter Bewegungsradius, Muskelträgheit, Übergewicht, Kurzatmigkeit, verlangsamtes Reaktionsvermögen. Auch diese Zivilisationskrankheiten schlagen zu und plagen uns: Bluthochdruck, Diabetes, Herz-Kreislauf-Probleme. Der Stoffwechsel ist im Eimer. Und das sind nur diejenigen der vielen Beschwerden, die ich als Trainer am häufigsten beobachte.

Man muss kein Hellseher oder fernöstlicher Guru sein, um festzustellen: Die meisten dieser Krankheiten und Einschränkungen sprechen positiv auf Bewegung an. Ich behaupte nicht, dass Bewegung alles heilen kann, jedoch kann man den körperlichen Ist-Zustand und die eigene Lebensqualität dadurch deutlich verbessern.

Ein wichtiger Faktor ist es zu wissen und auch für sich selbst zu beherzigen, dass jeder Mensch ein Individuum ist. Die persönlichen Eigenschaften und Voraussetzungen sind entscheidend, wenn man etwas verändern will.

Je mehr positiv-konstruktive Eigenschaften vorhanden sind, desto größer sind die Erfolgschancen. Dazu zählen: Durchhaltevermögen, Willensstärke, eine gewisse Leidensbereitschaft und Bewegungstalent als vor allem kopfgesteuerte Aspekte – und dazu die jeweilige individuelle körperliche Veranlagung. (Bitte kreuze das für dich Zutreffende schon mal an.) Aus meiner Erfahrung im Umgang mit Trainees aller Altersklassen kann ich überzeugt sagen, dass man – sofern keine akuten körperlichen Probleme bestehen – allein durch regelmäßige Bewegung sowohl Rückenschmerzen, Hüftprobleme, Schulterschmerzen und Muskelkrämpfe als auch allgemeine Trägheit und Unbeweglichkeit meist wieder in den Griff bekommt.

Mobilität ist zugleich die Voraussetzung für ein dynamisches Leben. Gerade Leistungssportler wissen das, von ihnen kann man lernen! Bevor es losgeht, muss der Körper das Gefühl der Verbundenheit zu seinen Muskeln herstellen. Wie das gelingt? Beobachte Profis beim Aufwärmen. Häufig beginnen diese Athletinnen und Athleten damit, die Muskeln, die sie trainieren wollen, zuerst einfach zu berühren. Versuch es einmal selbst: Fühlst du die Anspannung und das anschließende Erschlaffen von Bizeps, Trizeps oder der Oberschenkelmuskulatur? Merkst du, wie der Muskel »anspringt« und reagiert? Es geht zunächst nicht um Gewichte oder Trainingsmethodik – sondern um genau dieses grundlegende Körpergefühl. Je ausgeprägter und geübter dieses Gefühl ist, umso eher weiß man, was man tut und wie man es richtig macht, wenn die Übung beginnt. Hierfür solltest du lernen, selbst sehr viel dafür zu tun. Hinterfrage dich: Kann ich meine Muskeln willentlich an- und auch entspannen? Habe ich geschmeidige Muskeln? Kann ich meinen Körper in alle Richtungen drehen oder biegen, ohne Schmerzen?

Ein paar Minuten reichen aus!

Bitte verlier nicht aus den Augen, dass wir uns keinesfalls mit 20-jährigen YouTube-Weltmeistern messen wollen, die 400 einarmige Klimmzüge machen und dabei die Luft anhalten. Das haben wir nicht mehr nötig. Die biologische Anpassung unserer individuellen Körperstruktur steht im Vordergrund, Biomechanik und Körpergefühl sind wichtiger als Akrobatik. Wir wollen alle Gelenke aktivieren, vom Finger bis zur kleinen Zehe. Fundiert bewegen und nicht spektakulär, fokussiert und einfach mit Leichtigkeit und Spaß: Ein paar Minuten täglich reichen aus, um wieder beweglich und geschmeidig zu werden. Versuch es zuerst in deiner aktuellen Beweglichkeit – und vergrößere sie Tag für Tag ein kleines Stück.

Es geht los ...

Nach all dem vielen Lesen zu Bewegung und Beweglichkeit ist es jetzt an der Zeit für die erste Praxiseinheit! Dazu gibt es eine simple und gleichzeitig effektive Übung.

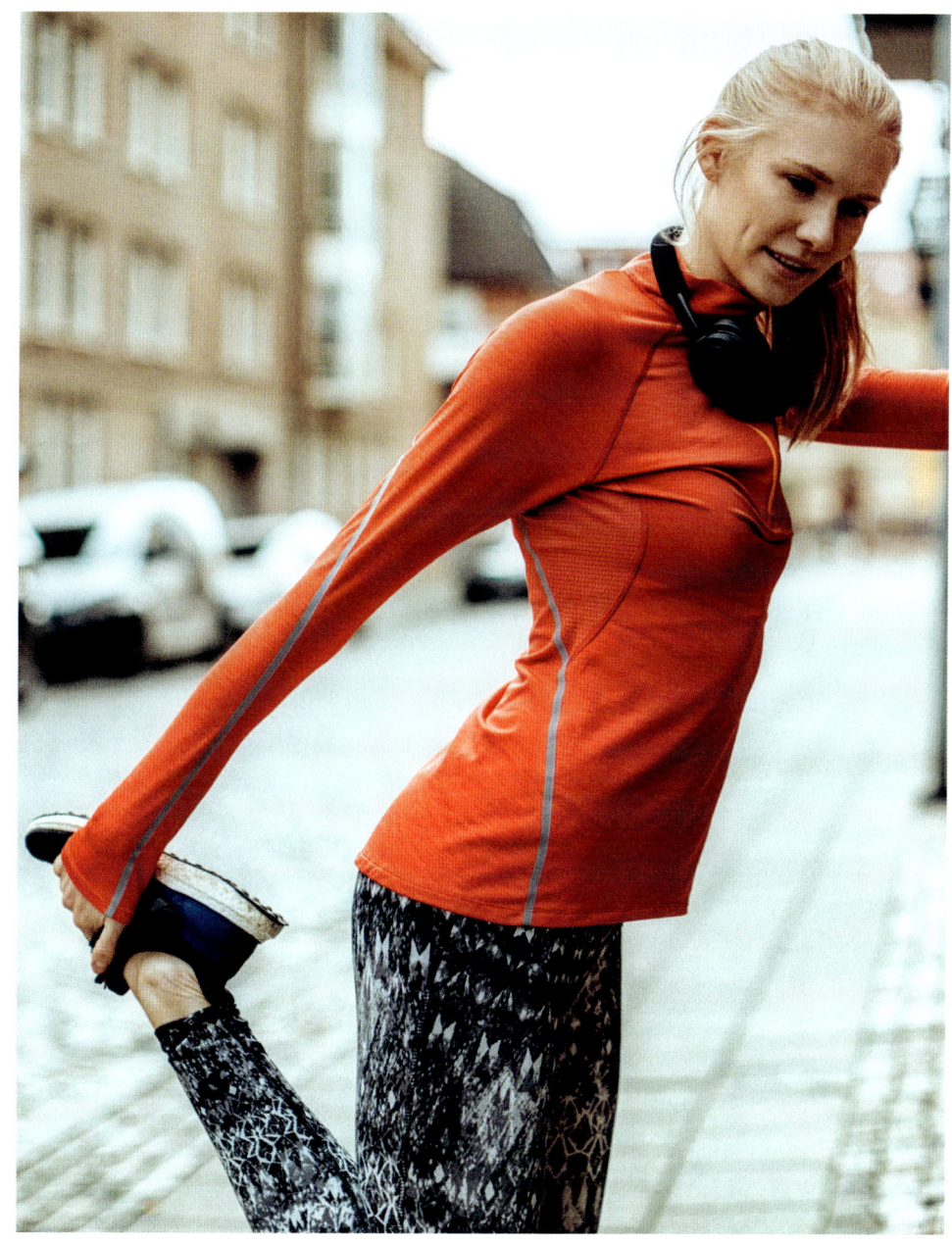

BEWEGUNGSROUTINE NUMMER 1:
DIE PUMPÜBUNG

Um deinen Körper zu spüren und auf Betriebstemperatur zu bringen, pumpe von unten nach oben ordentlich Blut durch deinen gesamten Bewegungsapparat. Das geht wie folgt: Stelle dich im hüftbreiten Stand und mit aufrechtem Brustkorb hin.

1. Beginne damit, auf deinen Zehenspitzen dynamisch auf und ab zu wippen. Spür deine Fußballen auf dem Boden und wie sich jedes Mal deine Hacken in die Luft heben.

2. Nimm nun die Knie mit in die Bewegung hinein. Beuge beide Knie also in der Bewegung leicht, federe locker und rhythmisch in den Beinen.

3. Weiter geht's – diesmal kommen die Hände dazu. Greif mit beiden Händen, als würdest du einen Gummiball in jeder Hand kneten, ihn zusammendrücken und wieder loslassen.

4. Dann geht es weiter: Hebe zusätzlich den Schultergürtel bis zu den Ohren an, als wolltest du sagen: »Ich weiß nicht.« Fußgelenke, Knie, Hände und Schultern: Bewege alles zusammen.

5. Jetzt bewegst du alles – deine Füße, beide Knie, beide Hände und deinen Schultergürtel – noch mal als Einheit, rhythmisch und kraftvoll. Versuche, deinen eigenen Atemrhythmus zu finden. Jetzt können 60 Sekunden schon eine kleine Ewigkeit werden.

Mit dieser simplen Übung, für die du keinerlei Geräte (außer dich selbst) benötigst, die du wirklich überall ausführen kannst, wird vor den weiteren Hinweisen im Kapitel »Bedienungsanleitung für deinen Alltag« schon jetzt für dich klar und deutlich spürbar: Das kann ich schaffen!

Das war ein wichtiger erster Schritt. Das war Bewegung.

PS: All die Skizzen, die du zu den Bewegungsroutinen findest, sind von mir. Die gebe ich zum besseren Verständnis auch immer meinen Trainees mit – jetzt gehören sie dir!

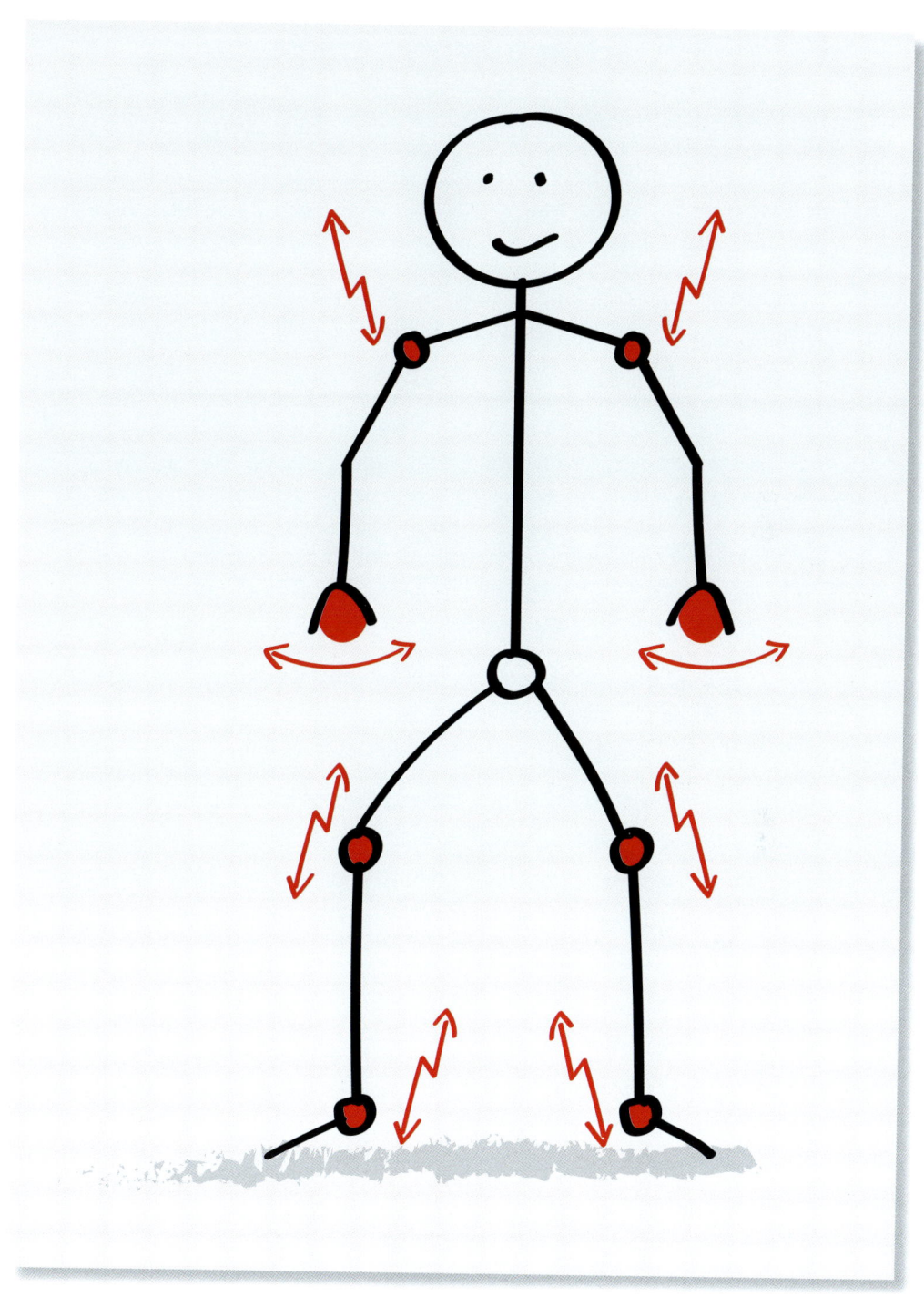

Bewegung kann auch klein und einfach sein: die Pumpübung.

WAS DU AUS DIESEM KAPITEL MITNEHMEN KANNST

Sei geduldig mit dir selbst. Wenn du dir bewusst machst, wie sehr du dir und deinem gesamten »Körpersystem« guttust, wenn du dich – Schritt für Schritt, Übung für Übung – ein wenig mehr bewegst, wirst du schon bald erste Veränderungen bemerken: Der Aufstieg über die Treppe wird einfacher sein, deine Beweglichkeit wird zunehmen, die Übungen werden sich leichter anfühlen.

Nicht übertreiben. Es ist ein häufig zu beobachtendes Phänomen, dass die Motivation zu Beginn der Veränderung riesig ist. Dann wird viel zu viel getan, die Muskeln schmerzen, weil sie sich noch lange nicht an das neue Bewegen gewöhnt haben. Schon steht der Frust vor der Tür – und man sitzt wieder auf der Couch. Wieder heißt es: Schritt für Schritt. Ein paar Minuten täglich reichen, steigern kann man sich dann später immer noch. Doch zu Beginn darf man den eigenen Enthusiasmus mit einer Portion Geduld und Gelassenheit kombinieren. So steigt die Chance, dass man auch morgen und übermorgen weiter dranbleibt.

Lerne deinen Körper (wieder) kennen. Sich blindlings auf ein neumodisches Trainingskonzept einzulassen, ohne zu verstehen, was die Muskeln, Sehnen und Gelenke dabei machen? Das kann durchaus in die Hose gehen oder bald zum Arzt führen. Vertraue deinem Körper, hör ihm gut zu. Er wird es dir danken und dadurch dauerhaft dein Mitspieler sein.

Bewegung darf einfach sein. Es geht nicht darum, sich von heute auf morgen einen Marathon vorzunehmen oder mit Extremsport anzufangen. Vielmehr sind es die kleinen Schritte und die ganz simplen Übungen, die du dir vornehmen solltest. Und du darfst dich bitte auch über diese kleinen Erfolge freuen!

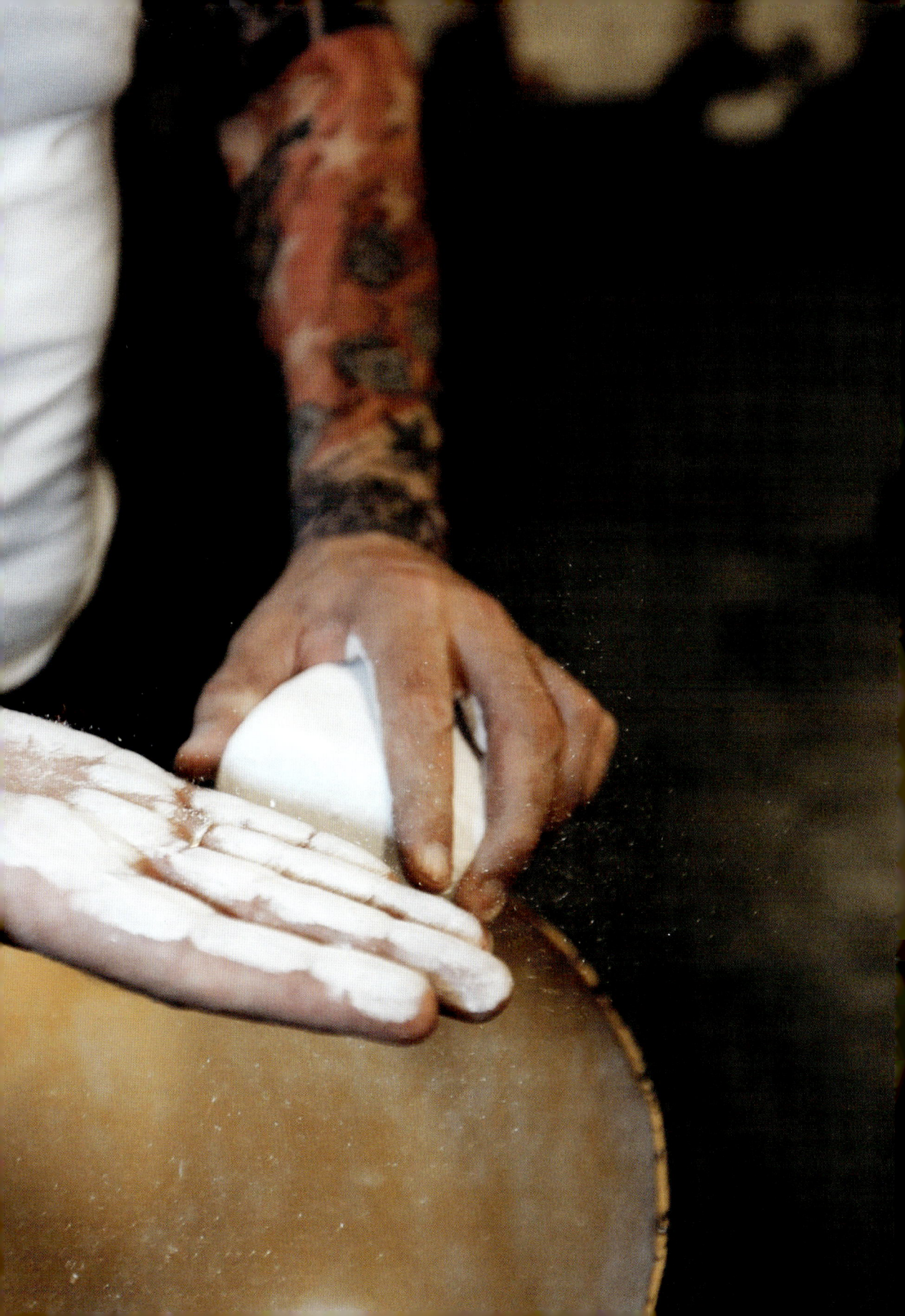

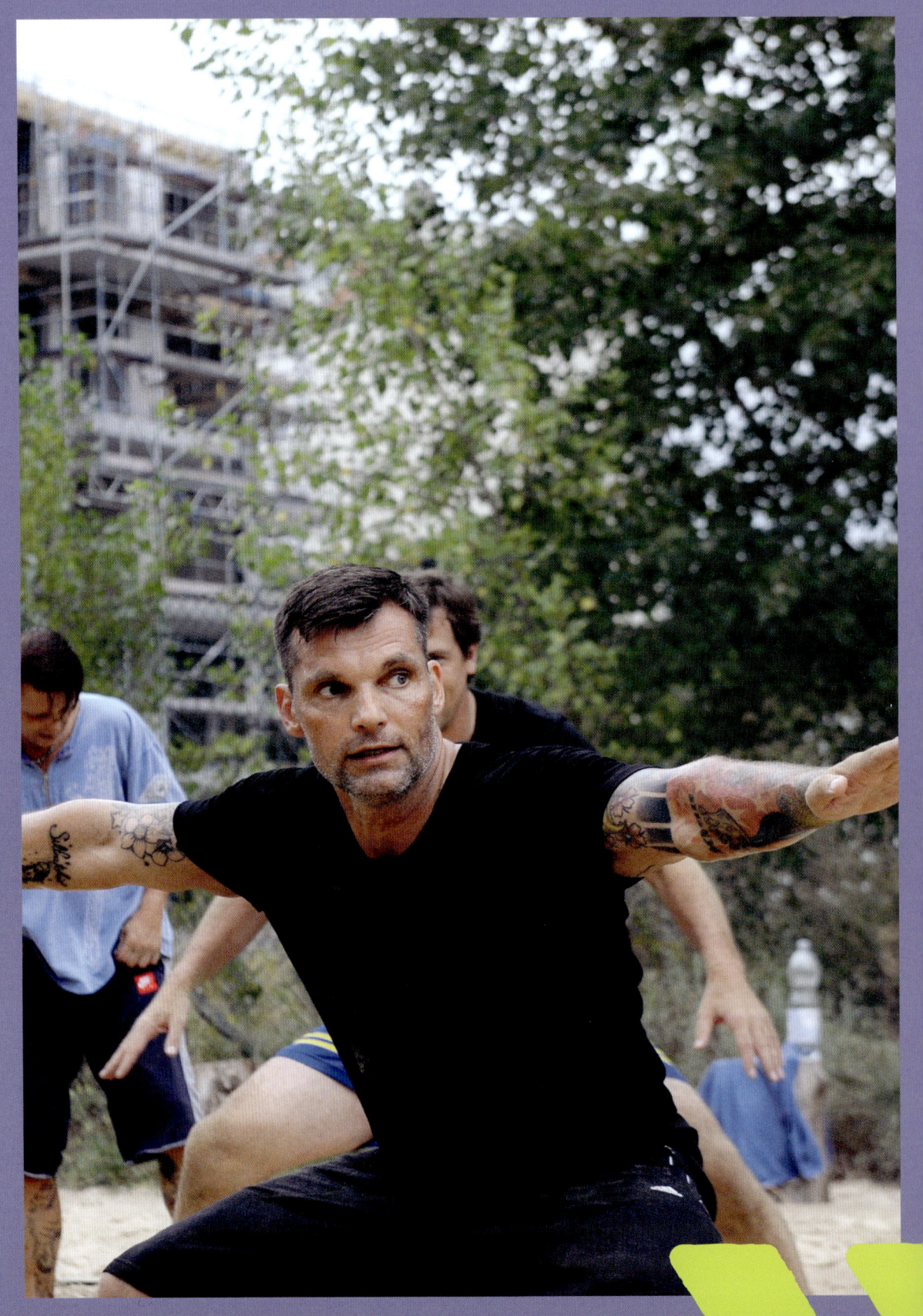

GEWOHNHEITEN UND GLAUBENSSÄTZE:
ES KANN AUCH ANDERS GEHEN

GEWOHNHEITEN UND GLAUBENSSÄTZE: ES KANN AUCH ANDERS GEHEN

Kann sich jeder Mensch verändern? Ja, und zwar lebenslang. Dass der Mensch ein Gewohnheitstier ist, das wissen wir alle. Denn ohne Routinen und Rituale hätte uns die Evolution schon längst aussortiert (oder uns in der Gummizelle einquartiert). Doch heißt das nicht, dass unsere Gepflogenheiten auch stets gesund sind, mit einigen davon stehen wir uns vielmehr selbst im Weg. Wenn es anders, nämlich besser und gesünder werden soll, lohnt es sich umso mehr, sich mit einschränkenden Glaubenssätzen und inneren Schweinehunden (oder im weiteren Verlauf noch mit dem »Zähneputzen mit der verkehrten Hand«) zu beschäftigen.

Aus einem körperlich kleinen Menschen wird man nicht unbedingt einen professionellen Basketballspieler machen können. (Auch wenn es so einige Spielerinnen und Spieler gibt, die das Gegenteil beweisen.) Umgekehrt ist man mit mehr als zwei Metern Körperlänge als Profijockey wahrscheinlich eher ungeeignet. Einem Fisch das Klettern beibringen? Einem Vogel das Schwimmen? Komplette Neuausrichtungen sollten auch bei Menschen eine gewisse Nähe zur Realität haben – andernfalls wird die Veränderung vermutlich äußerst mühsam. Doch unmöglich ist nur wenig.

Wenn man die Veränderung wirklich will, wenn man von innen heraus motiviert ist und es freiwillig tut. Dass es funktionieren kann, wenn man Veränderung, das Aufbrechen alter Gewohnheiten, wirklich will, zeigt unter anderem das Beispiel von Berenike Wiener. Dass dies keineswegs »selbstverständlich« oder leicht ist, wird gleich im Gespräch mit Prof. Karl-Josef Pazzini deutlich.

Als Trainer habe ich in den letzten Jahrzehnten viele Veränderungen von meinen Klienten miterlebt und oft genug mit durchlebt. Manchmal dauerte diese Veränderung sehr lange und es wurde oft auch emotional. Aber genauso oft wurde mit alten Gewohnheiten sehr schnell gebrochen. Das ist vom Typ und Umfeld abhängig. Wenn man als Trainier, also oft als Vorbild, in sich geht und sich selbst hinterfragt, dann kann die neu erfahrene Erkenntnis helfen, die Probleme seiner Klienten besser zu verstehen und Lösungen zu schaffen.

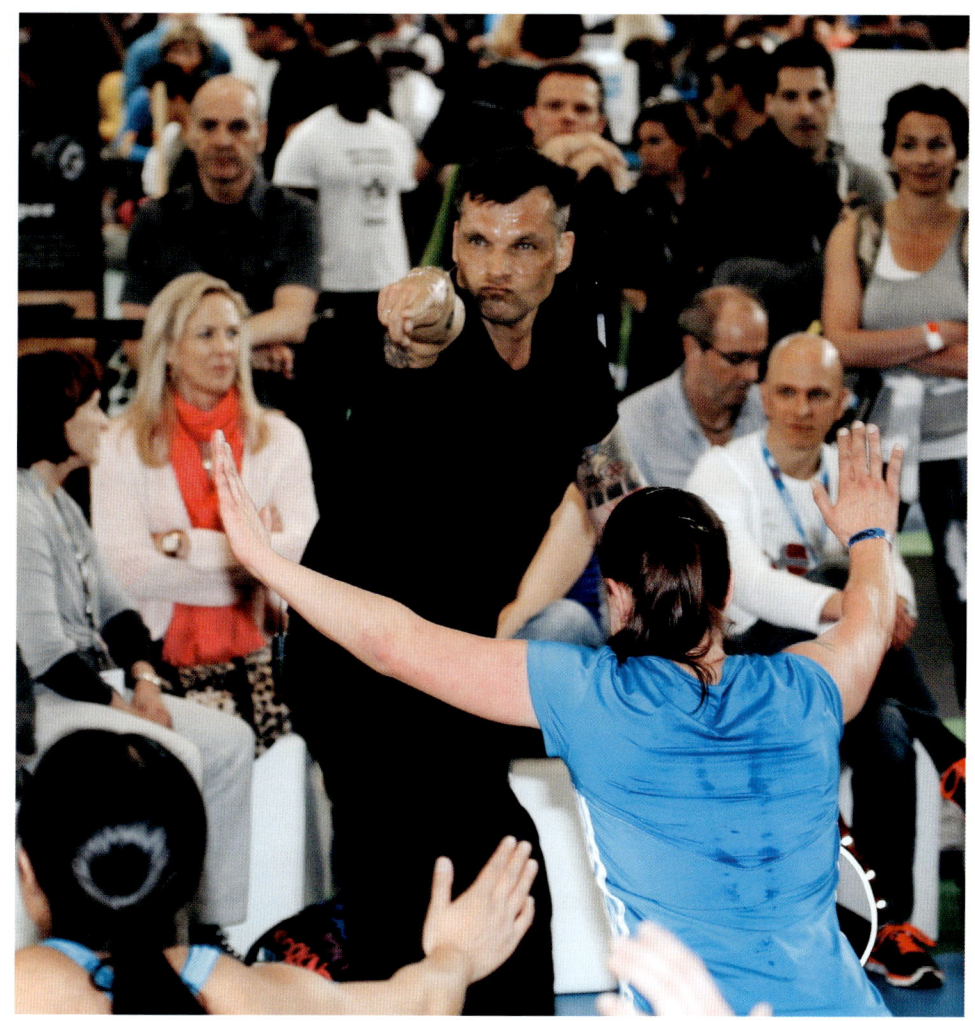

Ich trainiere seit 45 Jahren in verschiedenen Disziplinen auf Wettkampfniveau. Das bedeutet täglich trainieren, erholen, entspannen und sich mental auf die Wettkampfsituation einzulassen. Das fiel mir immer leicht. Andersherum bin ich mit meinem Bürokram, Buchhaltung, Rechnungen und so weiter nie richtig warm geworden. Es fiel mir alles schwer, ich hatte keine Lust und drückte mich davor. Das ist zur Gewohnheit geworden, fast chaotisch …

Ich habe gelernt, dass man Dinge, die man nicht gerne macht, organisieren muss. Feste Tage am Schreibtisch, und am besten organisiert man sich Unterstützung. In meinem Fall helfen mir meine Frau und ein Programm, was mir die Dinge erleichtert.

Wenn das bei mir geklappt hat, dann wird es auch bei dir mit der Bewegung funktionieren.

INTERVIEW MIT KARL-JOSEF PAZZINI:

»DIE OFFENHEIT FÜRS EXPERIMENTIEREN IST ENTSCHEIDEND«

Karl-Josef Pazzini, geboren 1950, arbeitet als Psychoanalytiker in Berlin. Er studierte Philosophie, Theologie, Mathematik und Kunst, war bis 2014 Professor für Bildungstheorie und Bildende Kunst an der Universität Hamburg und ist Herausgeber von *RISS – Zeitschrift für Psychoanalyse*. Mit Prof. Pazzini arbeite ich schon viele Jahre zusammen. Sein Erfahrungsschatz, seine Ruhe und Besonnenheit in unseren Gesprächen haben mir immer geholfen, Probleme von meinen Klienten zu erkennen und zu verstehen.

Karsten Schellenberg: Lieber Herr Pazzini, in diesem Buch geht es darum, Menschen Tipps und Hilfestellungen zu bieten, damit sie sich selbst in Bewegung bringen. Nach vielen Jahren als Trainer bin ich mir sicher: Man kann noch so viele Übungen zeigen und Anreize geben, wenn man sich jedoch über eine sehr lange Zeit bestimmte Gewohnheiten zugelegt hat, die einen Menschen am Bewegen hindern, ist das die größte Herausforderung.

Karl-Josef Pazzini: Ja, das ist in eigentlich allen Lebensbereichen der Fall, auch abseits von körperlicher Bewegung. Um eine alte Gewohnheit zu ändern, brauche ich einen konkreten Anlass. Ich muss also bemerken, realisieren und akzeptieren, dass etwas nicht mehr funktioniert, dass es in einem bestimmten Bereich eine Irritation gibt, die behoben werden sollte. Von mir selbst. Dafür brauche ich ein Motiv, das mir Lust zur Veränderung machen könnte.

Findet man dieses Motiv immer allein?

Das Motiv selbst herzustellen, diese Motivation zur Veränderung, zum Andersmachen, das kann allein schwer sein. Da kann es sehr hilfreich sein, jemanden zu haben, der dieses Motiv unterstützt und mich beim Verändern begleitet.

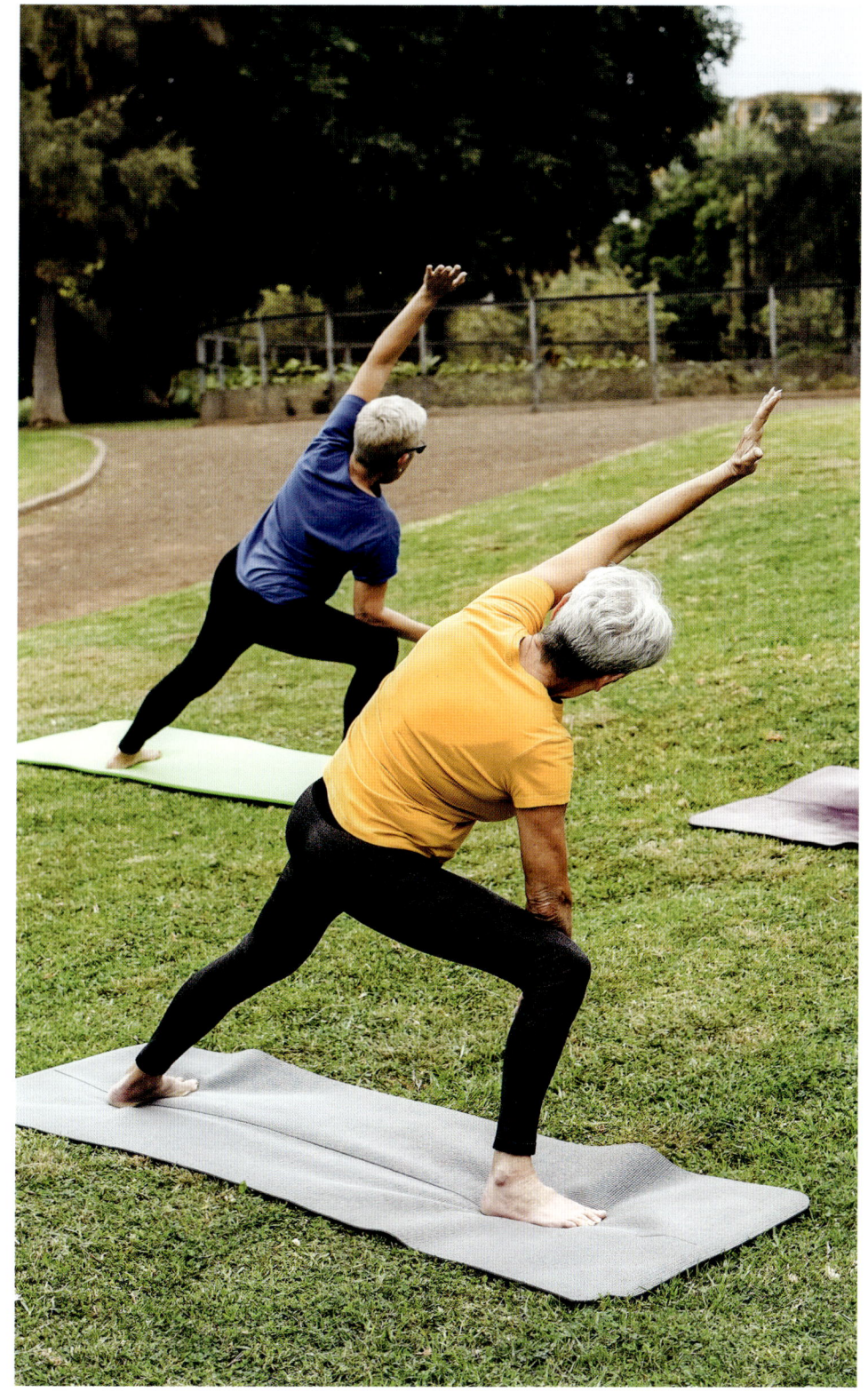

*Aber es geht doch um mich, um meine Veränderung. Wozu noch
jemand anderes?*

Wenn man eine Veränderung ganz allein plant, so kann ein solch einsamer Entschluss dazu führen, dass man lediglich mit dem Kopf herangeht. Man appelliert
dann vielleicht ausschließlich ans Denken, an Vernunft und eigene Einsicht.

Ist das nicht eine entscheidende Grundlage?

Diese vernunftgesteuerten Dinge braucht man durchaus. Doch emotionale
Aspekte sind mindestens ebenso wichtig. Wünschenswert wäre es, wenn ich
eine Form von Lust und Liebe zu dieser Veränderung entwickele. Dabei kann
es helfen, wenn es auch andere Menschen gibt, die sich mit mir darüber freu-
en und mich unterstützen können. Oder die vielleicht auch als Vorbild dienen.

*Wenn ich mir also vornehme, mich ab heute täglich fünf Minuten zu
bewegen, dann sollte ich überlegen, wer mir dabei eine moralische
Stütze bietet?*

Ja. Wer kann mich dabei unterstützen, mich zu verändern? Wer macht mir
Mut, aus meinen alten Gewohnheiten herauszutreten? Denn es fühlt sich für
mich ja zumeist wie ein Risiko an, meine früheren Gewohnheiten, meine Komfortzone zu verlassen. Und nicht alle Menschen sind so konditioniert, haben
die erforderliche Energie, um das ganz allein zu machen. Denn man hat sich
ja auch nicht selbst geboren. Und gewachsen bin ich auch nicht von selbst.

*Ist es unmöglich, sich ganz allein und eigenständig aus alten
Gewohnheiten herauszuziehen?*

Unmöglich nicht, allerdings ist eine Gewohnheit ja deshalb so verführerisch,
weil sie mir eine ganze Menge an Entscheidungen abnimmt. Ich muss nichts
Neues herstellen, kann mich an die alten Bedingungen und Verhaltensweisen
halten, die ich kenne. Dann läuft es schon. Doch wenn ich eine neue Gewohnheit herstellen will, also nicht nur eine kurzfristige Veränderung, sondern wirklich eine echte neue Gewohnheit etablieren möchte, dann muss ich mit dem
Alten brechen. Und dieser Weg der Veränderung kann durchaus störanfällig
sein. Das ist ein Abschied. Da fallen Wut und Trauer an, neben der Vorfreude
auf das Verlassen schlechter Gewohnheiten.

*Ich erinnere mich an Aussagen aus einem gemeinsamen Workshop, da
hieß es von Ihnen: »Im Alten fühle ich mich sicher, da fühle ich mich
wohl. In dem Neuen kenne ich mich nicht aus. Und ich weiß auch nicht,
ob das überhaupt gut gehen wird.« Ist das die Gefahr, sich im Altbekann-
ten bequem zu machen – selbst wenn es mir eigentlich gar nicht guttut?*

Es ist genau diese Bequemlichkeit, die das Verändern infrage stellt. Und es ist das Erstaunliche beim menschlichen Verhalten, dass wir manchmal aus etwas Lust ziehen, das uns eigentlich schadet. Selbst bei einem schädlichen, vielleicht sogar schmerzhaften Verhalten kann ich dadurch eine gewisse Befriedigung ziehen. Weil ich etwas tue, womöglich gegen Widerstände oder gute Ratschläge von anderen Personen, das ich selbst bestimme. »Ich weiß, dass es mir schadet. Aber ich entscheide!« So denken und handeln wir manchmal. Und der Schmerz macht, dass ich mich existent fühle. Man verzichtet nicht so leicht auf seine Symptome, diese »guten« Bekannten.

Warum tun wir Menschen das immer wieder, wenn es uns doch nicht guttut?

In manchen Fällen kann es sein, dass unser früheres Verhalten in der Vergangenheit sogar einen gewissen Sinn, eine Richtigkeit hatte. Doch inzwischen haben sich die Umstände verändert – trotzdem bleibe ich bei meinen alten Gewohnheiten. Weil sie mir Sicherheit bieten! Und man darf nicht unterschätzen, dass dieses sichere Gefühl für Menschen sehr erstrebenswert ist.

Kann die Sicherheit sich also wichtiger anfühlen als die eigene Gesundheit?

Das ist ja nicht immer eine Frage von Logik oder Vernunft. Gerade dann, wenn ich mich unsicher fühle, wenn ich also nicht weiß, was das Neue bringen wird, ob es funktioniert, suche ich meist die Sicherheit in dem, was ich aus der Vergangenheit kenne. Selbst wenn es vielleicht ungünstig oder ungesund für mich ist. Und wenn ich dann nicht ein ausreichend großes Potenzial an Neugierde mobilisieren kann, dann brauche ich etwas, das mir das Ausprobieren des Neuen erleichtert. Und dafür sind andere Menschen oftmals notwendig, zumindest hilfreich. Die können mir den entscheidenden Kick geben, um das Alte aufzubrechen. Um mich in neue Bereiche hineinzubewegen. Zunächst ist das schon immens wichtig, um sich aus den alten Mustern herauszutrauen. Danach braucht es die Bereitschaft, das Neue auszuprobieren, um es anschließend zu festigen, zu stabilisieren, es langfristig und dauerhaft zur neuen Gewohnheit zu machen. Dafür können auch Vorbilder hilfreich sein. Menschen, die es also geschafft haben, alte Traditionen hinter sich zu lassen und neue Verhaltensweisen zu neuen Gewohnheiten zu entwickeln, neue Rituale zu etablieren, die ihnen guttun.

Warum sind solche Vorbilder wichtig?

Weil diese Menschen – wenn es wirklich normale Menschen sind, also keine abstrakten oder übermächtigen Superhelden – mir zeigen, dass auch ich so etwas schaffen kann. Weil es dadurch für mich selbst greifbar, begreifbar wird.

Weil gleichzeitig ein verallgemeinertes »Man sollte« vermieden wird. Denn mit solch einem Allgemeinplatz, was man tun oder lassen sollte, kommt man nicht weit. Der persönliche Bezug zum ganz eigenen Ziel, zu meinem individuellen Motiv der Veränderung, das ist entscheidend.

Geht es um die Motivation, sozusagen an den Start zu gehen, oder auch darum, nach dem Start am Laufen beziehungsweise bei der Bewegung zu bleiben?

Das ist auf Dauer eine ganz elementare Frage: Halte ich das durch? Wie halte ich das durch? »Wille« bedeutet also nicht nur eine einmalige Bereitschaft zum Ausprobieren, sondern wirklich kontinuierlich dranzubleiben. Und das heißt dann auch, andere Dinge gegebenenfalls auszuschließen, auf das Alte zu verzichten, die schlechten Gewohnheiten, die früheren Muster nicht mehr beizubehalten. Psychoanalytisch betrachtet gilt es dabei auch, sich vom Alten zu verabschieden. Man war es lange gewohnt. Gestern war es noch gemütlich, sicher und bequem. Sich davon zu lösen, kann eine gewisse Trauer oder Traurigkeit hervorrufen. Dessen sollte man sich bewusst sein. Und auch dabei können andere Menschen als Begleitung wertvoll sein.

Besteht dann nicht das Risiko, dass ich mich von anderen abhängig mache?

Ich antworte auf das eigene Unbehagen und auf Menschen, die mir einen Weg zeigen. Abhängig sind wir auf gewisse Weise immer. Es gilt, eigenen Spielraum zu erhalten und zu gestalten. Miteinander nicht gestalten zu können, das ist Unfreiheit. Wenn dieser andere Mensch plötzlich weg wäre, würde ich sofort wieder in alte Muster verfallen. Damit würde ich meine Eigenverantwortung abgeben. Und diese eigene Verantwortung ist wiederum auch entscheidend, um dann, wenn man es aus eigenem Antrieb heraus anders macht, sich neue Gewohnheiten schafft und sie etabliert, wirklich echte Selbstwirksamkeit zu spüren. »Ich kann das!« Dieses Gefühl, diese Erfahrung und Gewissheit – das ist von entscheidender Bedeutung, um sich zu verändern und dann auch konsequent bei den neu gewonnenen, selbst geschaffenen Gewohnheiten zu bleiben, dranzubleiben.

Sollte man sich also auch mit den möglichen Widrigkeiten auseinandersetzen?

Genau das ist absolut fundamental, damit man nicht beim ersten Gegenwind aufgibt, sondern wirklich dauerhaft und konsequent dranbleibt an der Veränderung. Wenn ich mir selbst einbilde – oder vielleicht auch jemand anderes, ein Trainer oder Freund mir den Eindruck vermittelt –, das wäre alles ganz leicht, dann verliere ich sicher schnell die Lust und das Vertrauen in mich selbst, sobald es schwierig wird. Sich von alten Gewohnheiten zu trennen, ein neues Verhalten aufzubauen und zu etablieren: Das ist eben meist nicht leicht. Wenn man nicht komplett eingefahren ist, wird man auch Vorfreude und Freude daran haben, sich zu verändern und sich mehr zu bewegen.

Mit oder ohne Begleitung: Kann sich jeder Mensch verändern?

Im Prinzip ja. Manche Leute sind jedoch so festgefahren, dass es ihnen selbst gar nicht mehr möglich scheint, offen für irgendetwas Neues zu sein. Diese Offenheit fürs Experimentieren, für neue Dinge, ist jedoch entscheidend. Im schlimmsten Fall wurde einem schon in der Kindheit das Hirn für Neues gewaltsam zugestöpselt. Kein Mensch ist ja von sich aus dumm. Jeder braucht Begleitung hin zur Angstlust, etwas zu riskieren. Wer die grundsätzliche Bereitschaft und innere Überzeugung gefunden hat, sich damit zu beschäftigen, wer also dieses Buch in die Hand genommen hat, hat einen ganz wichtigen ersten Schritt zur Veränderung gemacht.

Herzlichen Glückwunsch! (lacht)

MÜSSEN, WOLLEN ODER KÖNNEN?

Beim Erkennen und Verändern von Gewohnheiten geht es keineswegs immer nur darum, mehr zu machen. Auch ein gewisses Weniger kann eine Rolle spielen, beispielsweise wenn es darum geht, auch mal eine Pause einzulegen, sich selbst etwas zu gönnen und zu erlauben.

»Muss ich ständig fleißig sein und permanent Höchstleistungen bringen? Kann ich das – und will ich das? Damit habe ich mich oft und intensiv auseinandergesetzt. Und jetzt, mit dem Abschluss meiner Doktorarbeit, stellt sich mir eine neue Frage … Mal Pause machen: Darf ich das?

Durch die Geburt meiner vier Kinder war mein Körper ziemlich in Anspruch genommen worden. Parallel habe ich schon immer viel Ehrgeiz und Energie in mein Arbeitsleben investiert – und das wollte ich keinesfalls aufgeben oder reduzieren, weil mir die Arbeit viel Freude bereitet.

Allerdings war ich körperlich und auch mental an einen Punkt gekommen, an dem mir klar geworden war: So geht es nicht weiter! Es musste sich etwas ändern. Oder besser gesagt: Ich wollte, dass es anders und besser wird, damit ich nicht eines Tages zusammenklappe. Damit ich nicht nur ›überlebe‹, sondern wirklich Spaß an all den Menschen und Dingen in meinem Leben habe, damit ich gesund und gut und gerne lebe.

Wenn man solch einen Entschluss trifft, öffnen sich ja nicht nur die Augen, sondern es tun sich plötzlich neue Möglichkeiten und Wege auf. Und so kam es, dass mein Ehemann und ich eines Abends diese beeindruckend authentische Person in einer Talkshow sahen, die von Bewegung, Gesundheit und vielen weiteren Dingen sprach, bei denen ich mich direkt angesprochen fühlte – das war Karsten Schellenberg.

Meine erste Reaktion? ›Ach, der arbeitet sicher nur mit Promis!‹ Meine zweite Reaktion bestand dann darin, dass ich bei Karsten angerufen habe – und wir trafen uns schon kurz darauf. ›Ich will mein Leben in die Hand nehmen und trainieren!‹ Als er diesen Satz von mir hörte, wurde Karsten sehr aufmerksam. Und seitdem nimmt er mich beim Wort. Weil er weiß, dass es mir nicht leichtfällt. Weil er weiß, dass es sowohl zeitlich als auch finanziell anfangs gar nicht leicht für mich gewesen ist. Weil er außerdem weiß, dass ich es wirklich will. Dass ich gesund sein und leistungsfähig bleiben will.

Heute habe ich fast keine Kopfschmerzen mehr oder andere körperliche Beschwerden. Nicht nur körperlich, auch mental habe ich mich vollkommen verändert. Inzwischen halte ich Vorträge vor vielen Menschen, auch meine berufliche Führungsposition macht mir unglaublich viel Spaß – das alles klappt nur, wenn ich körperlich und mental fit bin. Heute stelle ich mir auch nicht mehr die Frage ›Habe ich Zeit oder nicht?‹. Sondern ich nehme sie mir. Ich bin jede Woche beim Sport, bewege mich, arbeite an meiner Fitness. In den vergangenen Jahren habe ich mich von vielen Sätzen in meinem Kopf befreit, die mich früher häufig unter Druck gesetzt hatten. Ich habe außerdem verstanden, dass manche Glaubenssätze auch gut sein können! Wenn sie nicht blockieren, sondern motivieren. In mir ist durch die Arbeit mit Karsten die Erkenntnis entstanden, dass mir Gutes passiert, wenn Körper und Geist wirklich zusammenspielen. Dann kann ich das Leben mit allen Facetten annehmen. Dann bin ich bereit und resilient. Dann kann ich auch Vorbild sein und mit gesundem Leadership vorangehen. Dann kann ich Mutter, Ehefrau und Geschäftsfrau sein, gleichzeitig. Und auch ich, ich selbst.

Natürlich ist nicht stets alles eitel Sonnenschein, Rückschläge gibt es im Privaten wie im Job. Manchmal sogar heftig. Vor fünf Jahren wäre ich noch daran zerbrochen. Wenn ich heute so etwas erlebe, weiß ich jetzt voller Überzeugung: Ich werde eine Lösung finden! Denn Erfolg hat für mich drei Buchstaben: TUN. Karsten war eine massive Hilfe, er hat den Boden bereitet und mich durch dick und dünn begleitet. Ich muss mich selbstständig mit Karsten verabreden, mir die Turnschuhe selbst anziehen. Und selber schwitzen. Das alles tue ich selbst. Damit es mir gut geht. Und mir geht es inzwischen wirklich gut. Heute kann ich alles, was ich an Stärken und Potenzialen in mir trage, jetzt auch zeigen. Mein ganzes Ich, nicht nur die Engagierte oder Disziplinierte. Ich habe in mich selbst investiert und gesät … jetzt ist Erntezeit! Dazu gehört für mich mittlerweile auch: gelegentlich vom Gaspedal gehen und Pausen machen, damit Dinge wachsen können.«

Berenike Wiener (46) ist vierfache Mutter, seit vielen Jahren in Führungspositionen tätig, Dozentin, Aufsichtsrätin und Beiratsmitglied. In solchen beruflichen Runden ist sie häufig die einzige Frau.

»Das muss so sein!« Wirklich? Ist das so? Was müssen wir – wirklich unbedingt? Und was wollen wir? Ebenso wichtig: Was können wir? In unserem eigenen Sprachgebrauch, mit anderen Menschen wie auch in Selbstgesprächen nimmt das Müssen oft einen erstaunlich großen Platz ein. Sehr viele, manchmal viel zu viele Dinge des täglichen Lebens sind in unseren Köpfen als »Muss« verankert. Häufig fällt uns selbst gar nicht mehr auf, wie oft wir dieses »müssen« verwenden. Allerdings kommen dann Freiwilligkeit und meistens auch die Freude und der Spaß zu kurz, wenn alles stets nur Pflicht und Zwang ist … und das muss nicht so sein!

TIPPS UND TRICKS FÜR MEHR FREIHEIT UND LEICHTIGKEIT IM KOPF

von Andreas Steffen

Es kam schon einige Male zur Sprache: das Wort »müssen«. Damit sind wir beim Schreiben bewusst sehr zurückhaltend gewesen. Denn mit der Sprache, insbesondere mit unseren eigenen Worten, beeinflussen wir unser Denken und Handeln – im Guten wie auch im Schlechten, oft vollkommen unbewusst.

Speziell dieses »müssen« verwenden wir so häufig, dass es uns kaum noch auffällt. »Ich muss jetzt zur Arbeit!« Muss ich das oder will ich das? »Ich muss jetzt kochen!« Muss ich das oder mag ich es vielleicht sogar richtig gern? Muss ich jetzt noch einkaufen – oder tue ich es einfach? Es ist wirklich faszinierend, wie regelmäßig dieses Wort in unseren Sätzen auftaucht. Unbewusst »programmieren« wir uns damit selbst: Dinge, die in vielen Fällen – eigentlich – neutral sind, bekommen dadurch immer wieder einen unterschwelligen »Zwangscharakter«, lösen Druck und manchmal Unwohlsein aus, ohne dass wir es bewusst bemerken.

Gleiches gilt auch für Sport und Bewegung: Wenn diese Aktivitäten – vielleicht sogar unabsichtlich – mit dem Label »Müssen« versehen werden, dann verliert man allein dadurch eventuell schon den Spaß daran. »Ich muss heute noch zum Sport!« Ist das so? Oder klingt »Ich freue mich darauf, dass ich nachher zum Sport gehen werde« womöglich viel freundlicher und freiwilliger?

Wenn man sich bewusst macht, wie häufig sich das »müssen« heimlich in unsere Sprache und unser Denken einschleicht, wenn man es dann durch »können«, »wollen« oder »dürfen« ersetzt … dann schenkt man sich ein großes Stück Freiheit. Denn die Macht von Worten ist beeindruckend – und wir können sie auch zu unserem eigenen Wohl einsetzen, sobald wir bewusst mit ihnen umgehen. Dadurch können wir eine Vielzahl von Bremsen im eigenen Kopf lösen – und oftmals genau dann erst so richtig auf unser inneres Gaspedal treten.

EIN PROGRAMM, DAS FREUDE SCHENKT

Um direkt daran anzuknüpfen: Veränderung und Bewegung müssen keineswegs immer mit übermäßiger Anstrengung verbunden sein, beides darf Spaß machen, wie es schon Karl-Josef Pazzini im Interview beschrieben hat. Freude an Veränderung, was kann das sein? Die Website *Spektrum der Wissenschaft* hat eine umfangreiche und vielfältige Definition für den Begriff, den es sich anzuschauen lohnt, damit du diese Freude für dich selbst (wieder)finden und aufrechterhalten kannst.

Freude, Primäremotion bzw. Primäraffekt, in der Evolution entwickelt, beim heutigen Menschen genetisch determiniert (Emotionen-Klassifikation) und zur Lebenserleichterung beitragend. Das Erlebnis der Freude lässt sich nach unterschiedlichen Richtungen und Intensitätsgraden unterteilen. a) Als Glücksgefühl ist es z. B. mit voll gelungenen Ereignissen verknüpft, an denen wir beteiligt waren. b) Passiver und globaler sind heitere und befriedigende Zustände, von denen wir z. B. beim Betrachten eines intensiven Naturerlebnisses ergriffen werden. c) Eine dritte Richtung ist vielschichtig: Situationskomik oder Witze können z. B. (freudiges, befreites) Gelächter nach sich ziehen. Humor ist eine eher distanziert gelöste, gleichwohl freudige Grundstimmung. Triumph ist ein eher ekstatisches Gefühl, und bei Schadenfreude ergötzt man sich an den Verlusten und Nachteilen anderer. d) Schließlich: Freude im Rahmen von Verantwortung wird von Menschen erlebt, wenn maximale Handlungsfreiheit, eigenständige Einflussmöglichkeiten und Entscheidungen gegeben sind (Emotionen und Verantwortung). Ob und wie sehr man sich freuen kann, ist nach der [sic] Einschätzungstheorien oder Bewertungstheorien der Emotion (appraisal theory) entscheidend vor allem von den kognitiven Einschätzungen bzw. positiven oder negativen Bewertungen eines Ereignisses (Objekt, Person) abhängig.

Quelle: www.spektrum.de/lexikon/psychologie/freude/5323, (abgerufen am 14.02.2024)

Wow, ganz schön kompliziert! Wie klingt »Lebenserleichterung«? Was hältst du ganz persönlich von »Heiterkeit«? (Situationskomik und Schadenfreude überspringen wir hier einfach mal.) Wie steht's mit »Handlungsfreiheit«? All diese Dinge lassen sich durch Bewegung konstruktiv beeinflussen. Dem Aspekt der bewussten Unterscheidung zwischen Müssen, Können und Wollen bist du eben schon begegnet. Gleich wirst du auch noch einschränkende Glaubenssätze und deren Reframing kennenlernen. All diese Kopfsachen wirken sich auf unser Wohlbefinden aus. Und ganz viel davon können wir durch (mehr) Bewegung selbst beeinflussen.

Bewegung darf Spaß machen!

Auch wenn es schon mehrfach angeklungen ist: Ja, Bewegung darf Spaß machen! Es muss sich keineswegs wie harte Arbeit anfühlen. Vielmehr ist es wichtig, die richtige Balance für sich zu finden. Geht es lediglich um den angepeilten Erfolg? Arbeitest beziehungsweise trainierst du über Monate auf einen Augenblick von wenigen Stunden, Minuten oder nur Sekunden hin? (Und kannst du dich dann überhaupt über das Erreichte freuen?)

Oder kannst du jede einzelne Bewegungseinheit genießen? Macht dir jede einzelne Bewegung Spaß? Wenn dir dies gelingt: herzlichen Glückwunsch! Dann hast du – vielleicht ohne es zu wissen – eine weitere Weisheit für dich erkannt:

Ja, der Weg ist das Ziel. Nicht nur der Moment des Zieleinlaufs!

Womöglich klingt das mit dem Weg und dem Ziel wie eine inhaltsleere Trivialität, wie ein netter Kalenderspruch. Und in der Tat ist es auf gewisse Weise trivial – und dennoch überhaupt nicht simpel für so viele Menschen.

Vielmehr ist es ein ganz entscheidender Aspekt, um nicht nur einem Wunschbild hinterherzurennen und bald schon aufzugeben, weil es anstrengend ist und das Ziel nicht gleich erreicht wird. Die Chance, dass du auf deinem Weg der Veränderung dranbleibst und weitermachst, wird umso größer, wenn dir jeder einzelne Schritt möglichst viel Freude bereitet.

ICH KANN DAS NICHT!
(ODER WILL ICH ES NICHT?)

Erinnerst du dich noch an den Anfang? Da waren wir mit einigen ganz bewusst aufgebauten Hürden gestartet, um deine Grundmotivation zu prüfen – für das Lesen dieses Buches und vor allem für deine Bereitschaft zur Bewegung und das anschließende Dranbleiben. Denn genau darin besteht der »Zaubertrick«. In Bewegung kommen? Das können die meisten Menschen. In Bewegung bleiben? Das wiederum braucht neben persönlichen Motiven und Zielen auch den Willen und die Ausdauer, in Bewegung zu bleiben. Und dabei ist es auf lange Sicht hilfreich, sich nicht zu viel Druck zu machen.

TIPPS UND TRICKS FÜR
WENIGER DRUCK IM KOPF

von Andreas Steffen

»Ich kann das nicht!« Dieser Satz könnte sich auf vieles beziehen. Und das ist absolut okay, weil man schließlich nicht alles können muss. Falls es sich auf – einfache – Bewegung bezieht, lohnt sich das genaue Hinschauen, ob es wirklich ums Können geht oder womöglich ums Wollen. Dahinter steht der Begriff der sogenannten »einschränkenden Glaubenssätze«. Viele solcher Sätze (im Englischen: *beliefs*) sind hausgemacht; oft haben wir sie schon in früher Kindheit gelernt, durch Familie, Freunde oder in der Schule aufgeschnappt – und in unseren Köpfen fest verankert. Auch die Medien geben uns so einiges mit, wie man zu sein hat (oder eben auch nicht). Und manche solcher Glaubenssätze begegnen uns erst im Erwachsenenalter, beispielsweise im Beruf.

»Nur die Harten kommen in den Garten!« Ist das so? »Was mich nicht umbringt, das macht mich nur härter.« Ach ja? Und ist Hartsein immer toll? Die Liste kann noch endlos fortgesetzt werden. Wahrscheinlich ist dir beim Lesen schon der eine oder andere Satz durch den Kopf geschossen, der sich dort versteckt hat. Als Erstes lohnt es sich, solche Sätze zu identifizieren, die einem gehörigen Druck auferlegen. Weil man etwas unbedingt tun »muss«. Oder auf keinen Fall darf. Sätze, die also einschränken oder Druck erzeugen. »Ich muss immer der Erste sein«: Wer damit durchs Leben geht, wird sich selten über einen zweiten Platz freuen können – oder einen entspannten Spaziergang wirklich genießen. (Es sein denn, es handelt sich um die Weltmeisterschaften im entspannten Spazierengehen, das wäre tatsächlich einen Versuch wert.)

Sobald man sich solche *beliefs* mit Druckwirkung bewusst gemacht hat, ist das sogenannte Reframing ein wertvoller Schritt auf dem Weg zur positiven Veränderung. Dabei geht es darum, solche Sätze umzuformulieren. Dabei kann man gerne kreativ an die Sache gehen. Hier sind Beispiele:

»Ich bin nicht gut beim Sport!«

- Alternative 1: »Ich hatte bisher (noch) keinen Spaß am Sport.«

- Alternative 2: »Bislang habe ich (noch) nicht die für mich passende Sportart gefunden (und möchte das ab jetzt positiv verändern).«

- Alternative 3: »Ab jetzt will ich mich beim Sport wohlfühlen.«

- Alternative 4: »Mir geht es nicht um Erfolg. Ich will Spaß beim Sport!«

WAS IST DEINE REFRAMING-ALTERNATIVE?

Solche einschränkenden Glaubenssätze können auch mit »Ich muss« oder »Man muss immer« oder »Man darf nicht« beginnen. Oft sind damit unschöne Konsequenzen verbunden, die sich als Drohszenario in unseren Köpfen fest verdrahtet haben. »Und wenn nicht, dann …« Dann wird man nicht gelobt, nicht lieb gehabt oder von der Gemeinschaft ausgestoßen. Hmm, kein schönes Ergebnis. Doch existiert dieses Szenario meist »nur« in unserem Hirn. Umso mehr lohnt es sich, diese Sätze anzuschauen und an ihnen mittels Reframing zu arbeiten. Muss ich wirklich immer Höchstleistung erbringen? Muss ich stets der Erste oder Beste sein? Wenn dir jetzt »Nö, muss ich nicht« durch den Kopf geht, dann hast du bereits einen wertvollen Schritt gemacht, um dich von dem einen oder anderen Leitsatz zu befreien, der vielmehr ein fieser Bremsklotz ist. Und das nicht für immer bleiben muss.

Dieses Reframing-Vorgehen braucht durchaus Zeit, bis sich die resultierende Neuausrichtung tatsächlich in unserem Oberstübchen verankert hat, schließlich begleiten uns manche dieser Sätze schon eine Weile durchs Leben. Doch es lohnt sich sehr. Denn Bewegung und Beweglichkeit sind nicht nur eine Frage des Körpers, sondern auch des Köpfchens.

COUCH ODER PANIK? DAS LERNEN LIEBEN LERNEN

Sich zu verändern? Das heißt, die persönliche Komfortzone zu verlassen. Manche Menschen mögen das, für sie ist das Lernen, also das Verlassen der gewohnten und bequemen Sicherheitszone, der eigentliche Spaß. Andere Menschen wiederum – und das ist absolut natürlich – sind zumindest vorsichtig oder skeptisch, wenn sie aus dem bekannten und vertrauten Terrain heraustreten sollen.

Wieso? Wir sind als Menschen häufig davon geprägt, Fehler zu vermeiden. Und die könnten uns ja blühen, wenn wir die Wohlfühlzone verlassen. Wir können eventuell (zumindest im Land des Konjunktivs) auf die Nase fallen und etwas Neues nicht gleich beim ersten Versuch schaffen. Ja, das mag durchaus sein. Doch zwischen dem sicheren Hafen und der Panikzone (wo uns womöglich alles überfordert, in der Säbelzahntiger und andere fiese Gefahren warten könnten) gibt es noch einen Zwischenbereich: die Lernzone.

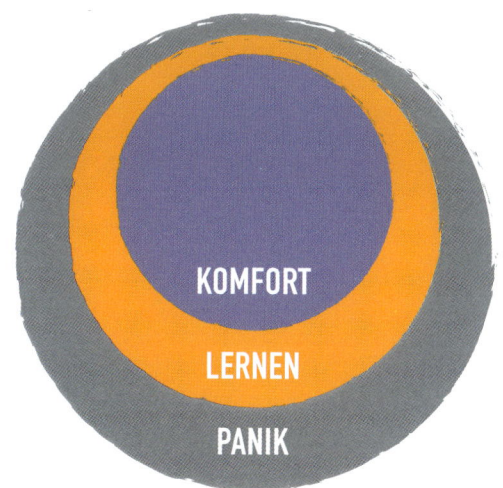

KOMFORTZONE
- Wohlbefinden
- Sicherheit
- Erholung

LERNZONE
- Herausforderung
- Wachstum
- Ziele

PANIKZONE
- Kontrollverlust
- Lähmung
- Angst

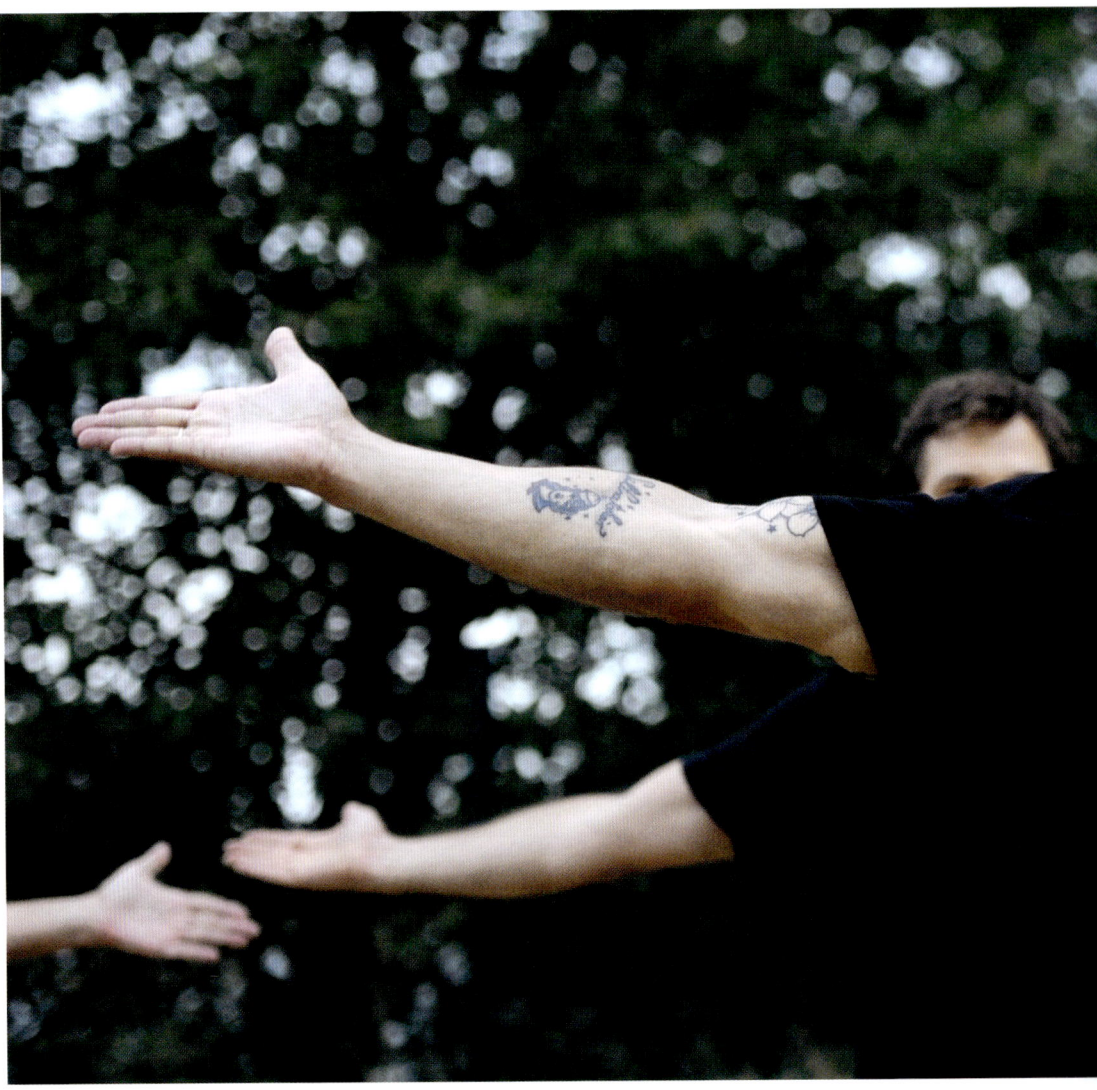

Drei-Zonen-Modell

Genau diese Lernzone betreten wir, wenn wir uns neue Routinen aneignen, neue Bewegungen erlernen. Ob sich das wie spielerisches Lernen anfühlt oder schon nach Panik?

Das hängt stark davon ab, ob wir diese Veränderung, diesen »Schritt ins Neuland« wagen und ausprobieren wollen. Ob wir damit ein (eigenes) Ziel und (innere) Motivation verbinden. Ist dies der Fall, dann kann es durchaus sein, dass sich die Lernzone bald zu unserer eigentlichen Komfortzone entwickelt.

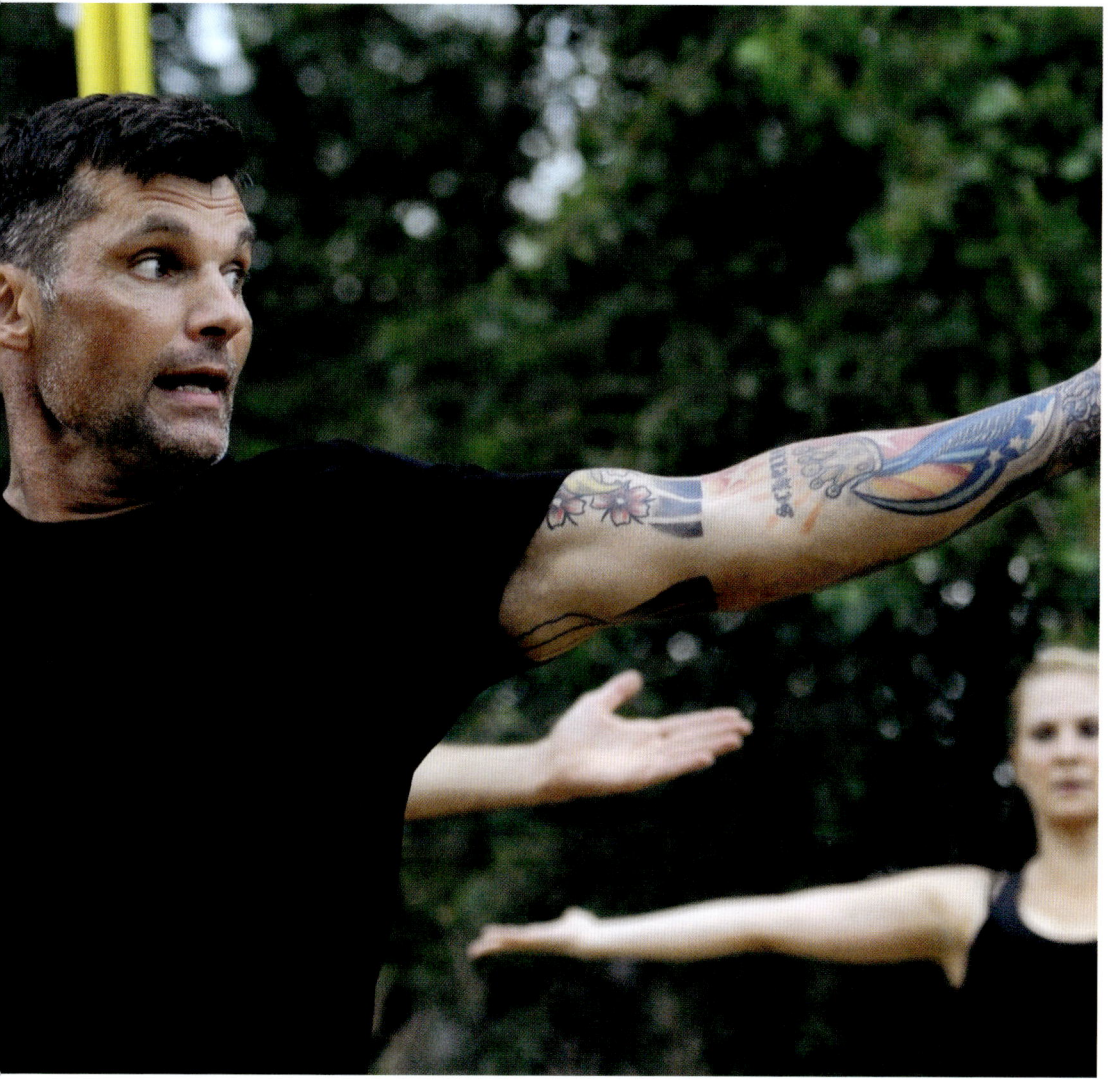

Wiederaufstehen ist Bewegung!

Bitte erinnere dich zurück, wie du damals Laufen oder Fahrradfahren gelernt hast: Dabei sind wir alle immer wieder hingefallen – und aufgestanden. Weil wir es wollten. Ohne die Bereitschaft zum Stolpern und für »Fehler« wird es keine Lernerfolge geben, werden wir uns niemals weiterentwickeln. Denn der eigentliche Fehler wäre es, nicht wieder aufzustehen, sondern sitzen zu bleiben und aufzugeben.

Das haben wir als Kinder geschafft – und es klappt auch heute!

Denn wir können uns das ganze Leben lang verändern. Dass dies nicht nur ein netter Motivationsspruch ist, sondern auf echten, wissenschaftlich belegten Tatsachen beruht, zeigt das folgende Gespräch.

»DER WAHRE ZAUBERTRICK IST DER SCHRITT DAVOR«

Max Happel (41) ist Hirnforscher am Leibniz-Institut für Neurobiologie sowie Professor für Humanmedizin und Prorektor für Forschung & Innovation an der MSB Medical School Berlin.

Andreas Steffen: Hallo, Max, warum braucht es einen Weckruf für den Kopf, wenn doch der Körper aufgeweckt werden soll?

Max Happel: Stell dir vor, wir trainieren unsere Muskeln nur im Schlaf über Elektrostimulation. Klar, rein theoretisch geht das. Was wir dabei aber nicht trainieren, ist die Koordination, ist das Abrufen von Leistungsspitzen, wo wir auch an unsere mentalen Grenzen gehen. Wir bekommen kein Bewusstsein für unsere eigene Leistungsfähigkeit, weder was Kraft noch Geschicklichkeit anbelangt. Kurzum, wir bleiben hinter unserer Leistungsfähigkeit zurück. Aufmerksamkeit auf all das, was beim Bewegen in mir selbst passiert, nachträgliche Reflexion zum Training, zur Ernährung, zum Schlaf – das sind essenzielle Faktoren, wenn wir darüber reden, körperliche Entwicklungen und Trainingserfolge zu steuern.

Wir alle kennen ja den berühmten Schweinehund, der überwunden werden will. Muss man ihn anschreien und bekämpfen, sollte man ihn austricksen oder kann man sich anderweitig mit ihm arrangieren?

Wie jede Frage, die sich beständig in Ratgebern hält, gilt auch für diese Fragestellung: Wenn es eine universelle Antwort geben würde, gäbe es die Frage ja nicht mehr. In einem typischen Ratgeberbuch würde man ausschließlich Standardantworten finden wie »Setz dir realistische und messbare Ziele, plane ausreichend im Voraus, belohne dich selbst für Erfolge«. Aber im Kern sind das sogenannte Begleitstrategien, die auf Verhaltensebene vermeiden können, dass man seine Zeit mit weniger anstrengenden Gewohnheiten füllt. Am Kern der Sache arbeiten sie allerdings nicht, nämlich an der Frage »Was will ich wirklich und warum?«. Erst wenn ich tief in meinem Innersten geklärt habe,

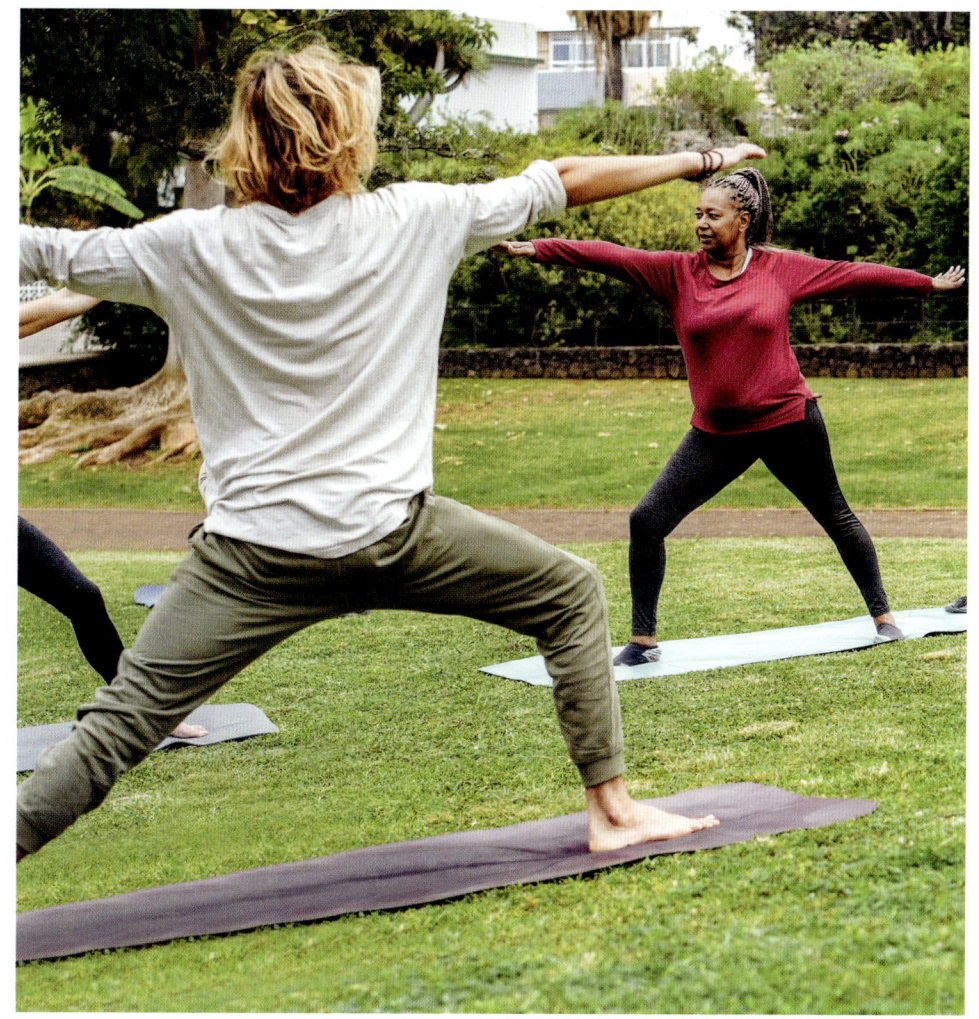

warum genau ich sportlich aktiv sein will, warum genau ich beispielsweise Medizin studieren will oder den Kilimandscharo besteigen möchte, kann ich in einen echten Dialog mit meinem inneren Schweinehund treten und ihm Platz in meinem inneren Theater geben. Er hat ja immerhin auch das ehrenvolle Ziel, mir ein wenig Ruhe zu gönnen, die ich zur Regeneration nutzen kann.

Gibt es Zaubertricks fürs Gehirn, um sich neue Gewohnheiten anzutrainieren? Und wie verankert man diese neu erworbenen Routinen, damit sie dauerhaft erhalten bleiben?

Gewohnheiten sind ja zunächst mal etwas Schönes. Denn sie ermöglichen uns, abzuschalten. Das Gehirn übernimmt im Autopiloten diejenigen Dinge, mit denen wir uns in aller Regel wohlfühlen. Ob sämtliche dieser Gewohnheiten aus körperlich-geistiger Sicht sinnvolle Dinge sind, ist eine andere Frage. (lacht) Aber egal wie, Gewohnheiten schonen unsere geistigen Kapazitäten, von denen wir auch nicht unendlich viele haben. Die Gewohnheit, sich jeden Morgen einen frischen Orangensaft zu pressen, ist sicherlich gut. Der Begriff »Gewohnheit« legt es bereits nahe: Oft entwickeln sich Gewohnheiten ohne bewusste Planung. Wer aber bewusst darauf einwirken will, braucht Geduld und Ausdauer. Auch hier gilt wieder: Diese Zeit und Energie werde ich nur dann bereit sein zu investieren, wenn mir meine eigene Motivation dahinter wirklich klar ist. Sobald ich geklärt habe, dass ich keine Erwartungen Dritter befriedige, sondern meine eigenen, dann kann ich mir Rahmenhilfen überlegen: Kalender führen und Fortschritte überwachen, einen Buddy mit ins Boot holen, der mich beständig fragt, ob ich mit meiner Entwicklung zufrieden bin et cetera. Aber das ist nicht der Zaubertrick. Der wahre Zaubertrick ist der Schritt davor, die Klärung meiner eigenen inneren Motivation.

Jetzt in die umgekehrte Richtung gefragt: Wirkt sich Bewegung auch auf unser Gehirn aus?

Die Forschung hat dazu gerade in den letzten zehn bis fünfzehn Jahren enorme Fortschritte gemacht. Wir wissen heute, dass sich Bewegung auf viele Organsysteme auswirkt, auf unser Immunsystem, auf unser Herz-Kreislauf-System. Den wohl größten Effekt hat Bewegung tatsächlich auf unser Gehirn. Also ja, körperliche Bewegung ist eine essenzielle Triebfeder für unser Denken und Handeln.

Was passiert da oben genau, wenn wir uns bewegen?

Wir wissen heute, kurz gesagt, dass unser Gehirn wächst, wenn wir uns bewegen. Klingt erst mal etwas nach Science-Fiction, ist aber tatsächlich wahr. Täglich wachsen in unserem Gehirn neue Nervenzellen, wir nennen das Neuroneogenese. Hier wissen wir, dass das vor allem im Hippocampus passiert, einer Hirnregion, die für den Transfer vom Kurzzeit- ins Langzeitgedächtnis verantwortlich ist. Und neue Nervenzellen unterstützen diesen Prozess. Wenn Muskeln aktiviert werden, entstehen direkt in der Muskulatur bestimmte Stoffwechselprodukte, die über die sogenannte Blut-Hirn-Schranke ins Gehirn gelangen. Dort wirken sie wie ein Hirndünger, der Verdrahtungen zwischen vorhandenen Zellen sprießen und neue Zellen wachsen lässt. Wir Neurobiologen sprechen von Neuroplastizität, also der Fähigkeit des Gehirns, sich anzupassen und zu lernen.

Was ist diese »Neuroplastizität« – und was hat sie mit Bewegung und Beweglichkeit von Menschen zu tun?

Neuroplastizität ist zunächst mal ein Wort dafür, dass unser Gehirn in seiner Struktur nie stillsteht. Jeden Tag gehen Abertausende Nervenzellen neue

Kontakte ein oder lösen auch alte wieder auf. Das ist energetisch unglaublich kostspielig für den Körper, aber essenziell für unsere Anpassungsfähigkeit in der sich ständig verändernden Welt. Kurz gesagt: Bewegung fördert die geistige Fitness und die Anpassungsfähigkeit an Veränderungen in unserer Umwelt. Dabei ist wichtig, dass nicht nur reine Muskelaktivität, sondern auch koordinative Bewegungsprozesse diese Entwicklungen fördern. Deshalb sind Sportarten, die eine kombinierte Koordinations- und Kraftsportkomponente haben, sehr gut geeignet, um unsere körperlich-geistige Fitness zu steigern.

Was passiert denn dann im Gehirn, wenn wir uns zu wenig bewegen?

Das ist ja leider der Alltag vieler Menschen, gerade mit Bürojobs, in denen sie fast die ganze Wachzeit ihres Tages im Sitzen verbringen. Vivien Suchert hat dazu ein schönes Buch geschrieben mit dem Titel *Sitzen ist fürn Arsch*. Tatsächlich gibt es viele Studien dazu, wie sehr zu wenig Bewegung unsere Gesundheit belasten kann, von Rückenbeschwerden über Verstimmungen, Schlafprobleme und Aufmerksamkeitsschwächen. Es gibt die Faustregel, dass wir mindestens dreimal pro Woche eine Bewegungs- oder Sporteinheit brauchen, bei der wir mindestens 80 Prozent der maximalen Herzfrequenz für wenigstens 30 Minuten erreichen, um messbare positive Effekte verzeichnen zu können. Geradezu erstaunlich sind Studien aus den 1980er-Jahren von Siegfried Lehrl, der gezeigt hat, dass bei mehrwöchigen Krankenhausaufenthalten der IQ drastisch sinkt. Um bis zu 20 IQ-Punkte! Zwar sind diese Effekte reversibel, sobald man wieder mobil wird, aber es macht doch sehr deutlich, wie stark und negativ sich zu wenig Bewegung auf unsere kognitiven Fähigkeiten auswirkt.

Gibt es denn noch andere Effekte der Bewegung auf unseren Geist, außer einer erhöhten Lernfähigkeit?

Nichts hat wirklich rein isolierte Effekte auf das Gehirn. Von daher ist es wenig verwunderlich, dass nicht nur die Lernfähigkeit durch Bewegung verbessert wird. Wir können zeigen, dass zum Beispiel 30 Minuten Training auf einem Ergometer die Stressresilienz optimiert. Und wir können bis zu 24 Stunden danach noch signifikant positive Auswirkungen auf unser Wohlbefinden feststellen. Man hat Tests mit Schulkindern durchgeführt, die über einen Zeitraum von fünf Wochen jeden Morgen den Schultag mit einer Ergometer-Einheit begonnen haben. Hier stellt man in psychologischen Konzentrationstests fest, dass sich die Konzentrationsfähigkeit der Kinder nach der Trainingseinheit verbessert. Zur Frage, wie langfristige Effekte von kontinuierlichen Bewegungseinheiten über mehr als zwölf Monate wirken, gibt es erste Studien, die Effekte auf das Wohlbefinden bei Patienten zeigen, die unter Depression oder Demenz leiden. Noch gibt es viel herauszufinden, aber wir wissen genug, um sagen zu können: Bewegung ist ein echter Gamechanger, wenn wir über unsere kognitive Leistungsfähigkeit und geistige Gesundheit sprechen.

AN VERÄNDERUNG GEWÖHNEN

In diesem Kapitel wurde viel über schädliche oder einschränkende Gewohnheiten gesprochen, die uns daran hindern können, Neues auszuprobieren, das uns guttut. Gleichzeitig werden wir an anderen Stellen über Gewohnheiten sprechen, um Dinge in den Alltag einzubauen, damit du dir auch auf Dauer Gutes tun kannst.

Genau dafür ist es wertvoll, wenn man zunächst lernt, wie auch kleine Veränderungen möglich sind, ohne dass man gleich den gesamten Alltag auf den Kopf stellt.

Gewohnheiten bieten Sicherheit, wobei es durchaus sein kann, dass diese Sicherheit nicht immer gesund ist oder wir uns damit guttun. Umso wichtiger ist es zu lernen und zu üben, dass »Andersmachen als bisher« nicht gleich zu Verunsicherung oder einem kompletten Verlust von vertrauten Dingen führen muss. Dabei hilft es, wenn man eine kleine Portion »anders« an bereits bekannte Abläufe anknüpft.

Von heute auf morgen das gesamte Leben auf den Kopf zu stellen, sich von einem Tag auf den nächsten von allen Gewohnheiten zu lösen – das ist nicht der Plan und würde vermutlich zu Chaos und Verunsicherung führen. Würde man sich so radikal verhalten und »einfach alles ändern«, würde das einen ähnlichen Effekt hervorrufen, wie wenn man nach jahrelanger Pause plötzlich mit einem Marathon oder einem Ironman-Triathlon starten würde anstatt mit kleinen ersten Schritten oder einem Spaziergang. »Muskelkater und Zerrungen im Kopf« wären das Resultat – und das wollen wir nicht. Veränderungsbereitschaft und Bewegung sind wichtig. Geduld und maßvolles Vorgehen ebenfalls, damit du dir neue, gesunde Routinen aneignen kannst, die dir guttun.

Meine schönste Geschichte zum Thema Veränderung

2006 bin ich mit Clemens Schick für Puma eine Etappe des legendären Transalpine Run mitgelaufen. Ich war 46 Jahre alt und hatte mit Ultraläufen nichts zu tun. Kampfsport, Bodybuilding und Kraftsport waren meine Passion. Ich hatte Clemens in circa sechs Wochen auf diese 30-Kilometer-Bergetappe vorbereitet. Weil ich aktiv mittrainiert habe, war ich ebenfalls fit. Clemens hat diese Etappe damals wesentlich besser absolviert als ich. Ich habe mich für Clemens und seinen persönlichen Erfolg gefreut, aber mich hat es gewurmt. Sogar so sehr, dass ich mein gesamtes Training verändert habe. Ich musste umdenken, alte Gewohnheiten kippen und mich auf neue Abläufe und Strukturen einlassen. Stück für Stück, und zwar körperlich und auf mentaler Ebene.

Trainingsmethoden, die ich nicht mochte (Laufeinheiten, Bergläufe, lange Fahrradeinheiten) und die ich als Kraftsportler nie gemacht habe, da muss der Körper langsam aufgebaut werden. Ich musste abnehmen, weil die Ausdauersportler in meiner Größe locker 30 Kilo weniger wiegen als ich (Kraftsportler: 187 cm, 100 kg). Training, Ernährung – alles anders als gewohnt. Ich liebe das Training im Gym, 90 Minuten zu laufen ist für mich eine Qual und verdammt langweilig. Ich habe alles verändert, mich zuerst durchgequält, dann langsam daran gewöhnt und ein klares Ziel vor Augen bekommen. Als die neuen Routinen einfacher wurden, kam die Trainingshärte und dann der Ehrgeiz. Das Ablegen der alten Gewohnheiten hat sich gelohnt. Als Belohnung konnte ich den Wettkampf genießen ...

Hier mein Tagebuch vom Transalpine Run 2007:
Freitag, 31. August: Morgens Kaffee getrunken und dann um 10 Uhr mit dem Auto nach München. Von München dann mit dem Zug nach Oberstdorf. Man kann schon die ersten Teilnehmer an ihren Outfits erkennen. Mit einem Grinsen gehen wir an allen vorbei. In Oberstdorf dann gleich zum Einchecken, ein tolles Gefühl, über 300 Irre aus 28 Ländern zu sehen. Team 86 mit der Startnummer 159 ist fertig zum Start! In Oberstdorf haben wir im Hotel geschlafen, in der Schellenbergerstraße. Abends dann die erste Pasta-Party und das erste Briefing. Okay, so werden also jetzt die nächsten Tage aussehen: zwischen 5:30 und 6:00 Uhr aufstehen, essen, zwischen 7 und 8 Uhr Start, dann am Nachmittag ins Ziel, umfallen, dehnen und entspannen, 18 Uhr Pasta-Party und Briefing für die nächste Etappe. Schlafen. Es gelten sehr strenge Sicherheitskontrollen, soll heißen, dass man während des ganzen Rennens einige Sachen dabeihaben muss. Beispielsweise müssen wir uns noch Handschuhe besorgen – dazu später mehr.

Samstag, 1. September: Früh aufgestanden und im Hotel gefrühstückt. Erster Kontakt mit einem US-amerikanischen Team. Nachts hat es in Strömen geregnet. Die erste Etappe beginnt um 8 Uhr in Oberstdorf. AC/DC –»Highway to Hell«, der Puls treibt das Blut durch die Halsschlagader und viele, die aussehen, als könnten sie Bäume ausreißen, haben nasse Augen. Ich auch. Der Startschuss fällt und 330 Verrückte rennen los. 240 Kilometer über die Alpen, 14 000 Höhenmeter in einer Woche durch vier Länder. Im Regen über den Obersdorfer Marktplatz und weg. Heute sind circa 29 Kilometer und 1400 Höhenmeter zu überwinden, um dann in Steeg (Österreich) anzukommen. Es geht relativ gut. Unsere Taktik lautet: locker anfangen. Es regnet zwar, aber nach den ersten Kilometern ist das egal. Wir rennen den Berg hinauf in eine Nebelwand … Wahnsinn. Der erste Lauftag vergeht sehr schnell und ohne Probleme: 5 Stunden und 40 Minuten und die Beine schmerzen. Das Camp in Steeg ist gut. Alle rennen rum, um Zeitungspapier für ihre nassen Schuhe zu ergattern. Dann Pasta-Party, Briefing und ab ins Bett, mit 50 anderen, ein bisschen wie im Schullandheim. Um 22 Uhr kommt echt einer vom Team und macht das Licht aus. 50 Leute in einem Saal, scheiße, ich bin eigentlich zu alt für so etwas, kann nur stundenweise schlafen. Übrigens sind heute, auf der ersten Etappe, bereits welche ausgeschieden.

Sonntag, 2. September: Schlecht geschlafen und um 5 Uhr ist die Nacht vorbei. 330 Leute verteilt auf drei große Räume ist okay. Aber dann die Schlange vor der Toilette … Der Körper schmerzt von gestern. Um 8 Uhr ist Start in Richtung St. Anton. Knapp 30 Kilometer, zwei Anstiege und 1947 Meter rauf, aber eben auch 1785 Meter ruuunnnter. Wunderschönes Wetter. Die Emotionen bezwingen die körperliche Anstrengung, wenn man über 2500 Meter hoch ist. Da oben rennen wir über einen Bergkamm. Ein US-Amerikaner sagt: »Pain makes you feel alive!« Man muss sich das etwa so vorstellen: über einen schmalen Wanderweg mit großen Steinen rennen, der Boden ist wie Matschpampe und auf der einen Seite geht's 1000 Meter runter … das ist transalpines Laufen. Als wir in St. Anton ankommen, bin ich echt erledigt. Über 6 Stunden, die Cracks machen das in der Hälfte, wiegen aber auch nur die Hälfte! Na, ein Lichtblick: Morgen wird es richtig hart. Erst mal Pasta-Party, Briefing und ab in die Halle zum Massenpennen. Ich wollte aus München nicht so viel mitnehmen – schwerer Fehler, die Isomatte im Auto zu lassen, sagt mein Rücken.

Montag, 3. September: Auweia … St. Anton–Galtür, das ist der wahre »Highway to Hell«, sagen alle. Fast 33 Kilometer. Fast 2500 – in Worten: ZWEITAUSENDFÜNFHUNDERT – Meter rauf. Fast 2200 Meter runter. Brenn, Schenkel, brenn. Und der Hit: Es sind zwei Anstiege, na klasse. Heute ist schon um 7 Uhr Start, so können wir die Schlechtwetterfront umgehen. Die Etappe ist wunderschön. Wir müssen über Felsen klettern und am Seil (Klettersteig) hoch. Manche Profiteams haben sich hier überschätzt und sind beim zweiten Berg echt eingebrochen. Für mich die erste Schmerzgrenze … Wooohhh. Auf den Etappen gibt es Verpflegungsstellen (die Profis rennen da vorbei). Für mich sind sie ÜBERLEBENSWICHTIG. Es gibt da: Apfelsinen, Bananen, Studentenfutter, Erdnüsse, Wasser und Riegel. Ich schaffe im Vorbeigehen ALLES und kann gleich weiterlaufen! Wir sind gute 8 Stunden unterwegs gewesen und es geht nix mehr. Dem Puma-Damen-Team II geht es genauso. Die Pasta-Party in Galtür ist sehr lecker, das Briefing ist mir egal … nur liegen, dehnen, schlafen. Ha, ha … schlafen! Wieder nur stundenweise. Der Ruhepuls ist im Moment 90 (neunzig!).

Dienstag, 4. September: Galtür–Scuol-(CH)-Marathon. Wegen des schlechten Wetters (0 Grad Celsius, Schneesturm) muss die Etappe auf 37 Kilometer verkürzt werden. Es ist die spektakulärste. Der Begriff »Single Trail« muss hier entstanden sein. Schmale, vereiste Laufwege. Hart am Berg und auf der anderen Seite endlos tief runter. Ihr erinnert euch: Transalpine Run, das heißt: Sportschuhe!! In 2700 Meter durch ein Hochtal gerannt, der Wahnsinn. Die Läufer von Team Puma Kanada waren an zweiter Stelle, das bedeutet, man sieht die Spur sehr schlecht, und so ist es passiert, dass die beiden Läufer kurz vom Weg abgekommen und bis zum Kinn im Schnee versunken sind. Teilweise ist der Sturm so heftig, dass mir die Laufstöcke hochfliegen. Gefühlte minus 20 Grad Celsius. Bei der zweiten Verpflegungsstelle gibt es Brühe, meine Rettung. Diese Etappe ist hart, schweinekalt, glatt und einfach wunderschön … Das Sanitätsteam hat super gearbeitet. Wusstet ihr, dass man blauschwarze Fußnägel (vom Bergabrennen) aufbohren kann? Man kann! Ja, tut weh!! Aber man kann am nächsten Tag weiterlaufen. Das Camp in Scuol ist in einem Sanitätsbunker mit dreistöckigen Betten, na ja, kann aber auch die vierte Nacht nicht schlafen. Pasta-Party ist wieder lecker. Heute habe ich zum ersten Mal Kontakt zu den Spitzenteams bekommen. Interessant, wie die selbst die nassen oder rutschigen Passagen rennen. Ihre Technik ist eigentlich einfach. Sie schauen fünf bis sechs Meter voraus und »scannen« den Weg. Auf Deutsch: Die Füße vertrauen den Augen, also weit schauen und einfach laufen lassen.

Mittwoch, 5. September: Wir bleiben in Scuol. So ein romantisches Bergstädtchen … wunderschön! Uphill Time – soll meinen: Renn den Berg hoch. 6 Kilometer und gute 1000 Höhenmeter. Es wird im 20-Sekunden-Takt gestartet. Und ich kann euch sagen, die Strecke ist verdammt steil. Man muss hier taktisch rennen, sonst platzen dir auf der Hälfte die Oberschenkel. Trotz meines Gewichts komme ich gut in Fahrt und kann zum Schluss (also oben) noch rennen. Auftrag erledigt. Codename »DAMPFWALZE«. Ich habe meine 90 Kilogramm in 1 Stunde und 11 Minuten hochgewalzt. Am Nachmittag sind wir in die Sauna gegangen. Abends gab's dann zur Abwechslung mal Pizza.

Donnerstag, 6. September: Scuol–Mals. Toll, gleich noch mal 37 Kilometer. Wir sind erst mal 13 Kilometer gerannt, dann die erste Verpflegungsstation. Danach auf 2300 Meter hoch. Und jetzt kommt der Kracher: ein verschneites Hochtal, gefühlte minus 30 Grad Celsius und Schneesturm. Wir haben das Gefühl, in der Antarktis zu sein. Einfach überwältigend. Der Wettkampf rückt für uns an die zweite Stelle, alle Teams bleiben etwas dichter zusammen und jeder passt auf den anderen auf. Ich glaube, das ist der emotionale Höhepunkt des Transalpine Run 2007. Alle Teams werden vor dem Start kontrolliert: Erste-Hilfe-Paket, zweite warme Schicht, Wetterjacke und alle müssen lange Hosen tragen. Am ersten Tag wurde uns gesagt, dass wir unbedingt Handschuhe dabeihaben müssen, wenn wir vor dem Start ohne Handschuhe erwischt würden, bedeutet das die Disqualifizierung. Okay, also sind Chris und ich durch Oberstdorf gerannt, um ein paar Handschuhe zu bekommen. Ich habe mich lustig gemacht und mir rote Wollhandschuhe

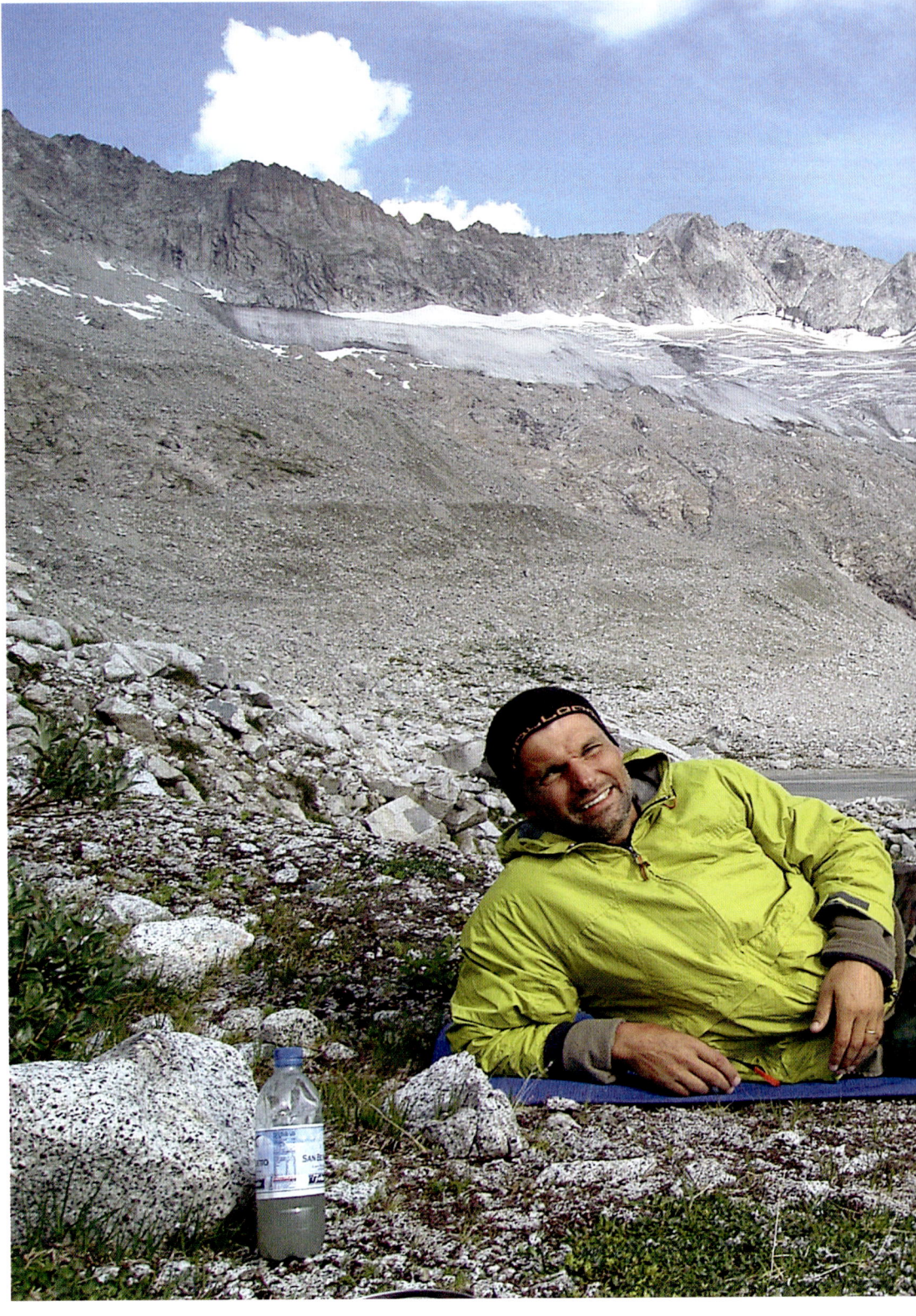

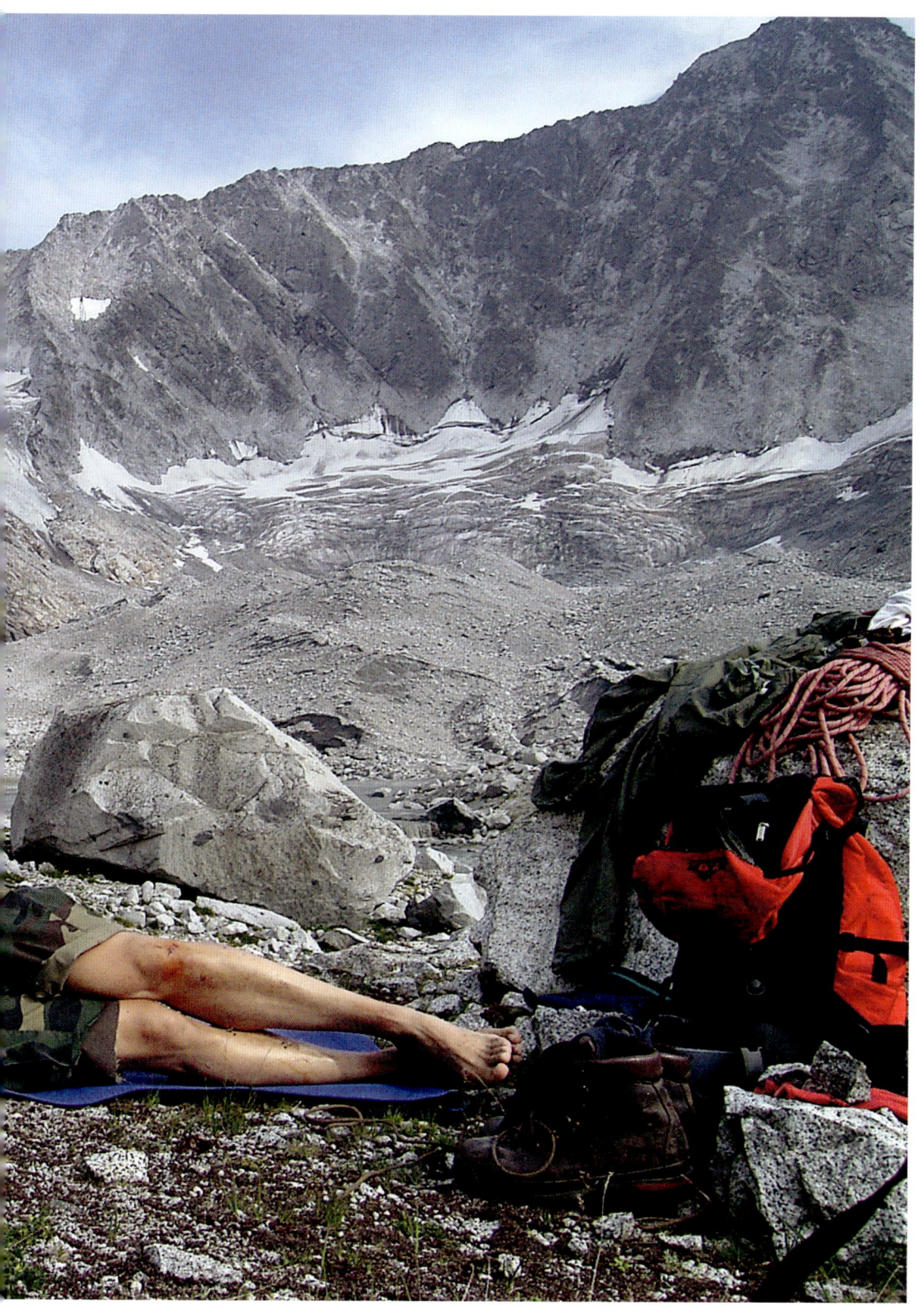

gekauft. Und genau die waren jetzt verdammt wichtig. So kann's gehen mit den Besserwissern. Ich habe Bettina vom Puma-II-Team auf dieser Etappe mitgenommen, da ihre Teampartnerin wegen einer Knieverletzung ausgefallen ist. Das hat Folgen. Mit Bettina, sie ist Triathlon-Athletin, laufen wir zur Höchstform auf. 37 Kilometer und 1300 Höhenmeter in 5 Stunden und 44 Minuten ... unglaublich! Diese Etappe hat sehr viel Spaß gemacht und mir alles abverlangt. Mir tut alles weh, ich will nur noch schlafen und ein bisschen essen und ein, nee zwei Hefeweizen trinken. Ich habe wenig Schlaf und esse nicht viel, aber ich nehme meine Aminosäuren und Mineraltabletten, außerdem hat der nette Mann an der letzten Verpflegungsstation immer einen Pot klare Brühe. Mir geht's gut.

Freitag, 7. September: Unglaublich, wir haben es echt fast geschafft. Noch zwei Etappen und das Wort »hart« hat eine neue Bedeutung für mich. Mals–Schlanders. Noch mal über 34 Kilometer, ich glaube selber nicht, was ich hier schreibe. Nach dem Start heißt es rennen, rennen, rennen und ich höre das Wort »Rappenscharte« zum ersten Mal. Nach 13 Kilometern weiß ich, was Rappenscharte bedeutet. Rappenscharte = Bergspitze = 3000 Meter. Oben angekommen, kaputt und stolz, umarmen wir uns. Dabei habe ich vergessen, dass es noch 2339 Meter runter geht. Im Schnee und richtig steil. So steil, dass fast alle erst mal auf dem Hintern gerutscht sind. Dieses Bergablaufen fällt mir am siebten Tag echt schwer und tut weh, weh, weh. Der Zieleinlauf in Schlanders ist sehr schön, wir laufen durch die Fußgängerzone und viele Leute klatschen. Chris und ich haben einen längeren Zieleinlauf, denn wir haben uns verlaufen. Im Ziel werden wir am Puma-Stand wie immer fürsorglich betreut. Eis zum Kühlen der Füße, Wasser und Apfelschorle, ein Handtuch und ab in die Hängematte, zum Abhängen. Nach fast einer Woche haben wir viele Teams aus aller Welt kennengelernt. Alles nette Freaks und die Spitzenteams sind einfach unglaublich. Wenn wir morgen wach werden, dann haben wir die letzte Etappe vor uns.

Samstag, 8. September: Die letzten 28 Kilometer. Alles, was bis gestern noch wehtat, ist heute weg. Erst mal jedenfalls. Alle Teams, die jetzt noch am Start sind, wippen oder klatschen zu »Highway to Hell« von AC/DC. Es geht noch mal auf 2400 Meter und dann lange runter. Mir geht es gut, nur die Füße wollen nicht so wie ich. Im letzten Drittel müssen wir noch mal 7 Kilometer rennen. Chris und ich wollen unbedingt unter 5 Stunden bleiben, na ja, was soll ich sagen, wir sind echt gut. Bis uns ein Radfahrer entgegenkommt und fragte, wo wir hinwollen, wieder verlaufen ... Also wieder zurück. Nix mit 5 Stunden, Schmerzen und noch 3 Kilometer bis zum Ziel. 2 Kilometer und meine Füße tun schweineweh. Chris feuert mich an und nach 5 Stunden und 27 Minuten sind wir im Ziel. Und auf einmal spürt man keine Schmerzen mehr und die Gefühle spielen verrückt. Tränen und Freude wechseln im Sekundentakt und die Medaille macht echt stolz. Für einen Multisportler wie mich eine harte Woche ... laufen, laufen, laufen. 240 Kilometer durch vier Länder, über die Alpen. Ich kann es nicht fassen. Und ich hatte Spaß am Laufen.

WAS DU AUS DIESEM KAPITEL MITNEHMEN KANNST

Erinnere dich an all die vielen Dinge, die du in deinem Leben bereits ausprobiert hast – angefangen beim Laufenlernen! Vertraue darauf, dass du lebenslang lernen kannst.

Finde dein ganz persönliches Motiv, um motiviert zu sein und zu bleiben: Was wird besser, wenn du dich mehr bewegst? Woran wirst du (wieder/mehr) Freude haben? Und bitte behalte im Hinterkopf, dass du dir langfristig guttun wirst, wenn du die Bewegung in dein Leben einlädst.

Hinfallen ist kein Fehler, sondern eine Chance zum Lernen. Und das Aufstehen ist ja bereits eine gesunde Bewegung. Mach die Lernzone zu deiner neuen Komfortzone, indem du dich bewegst und regelmäßig Neues ausprobierst.

Beobachte dich selbst und finde heraus, welche Gewohnheiten dir wirklich guttun. Sollten sie dir nicht guttun, kannst du sie verändern.

Werde dir bewusst, ob du bestimmte Dinge nicht kannst – oder nicht willst. Falls du sie wirklich willst, dann wirst du einen Weg finden.

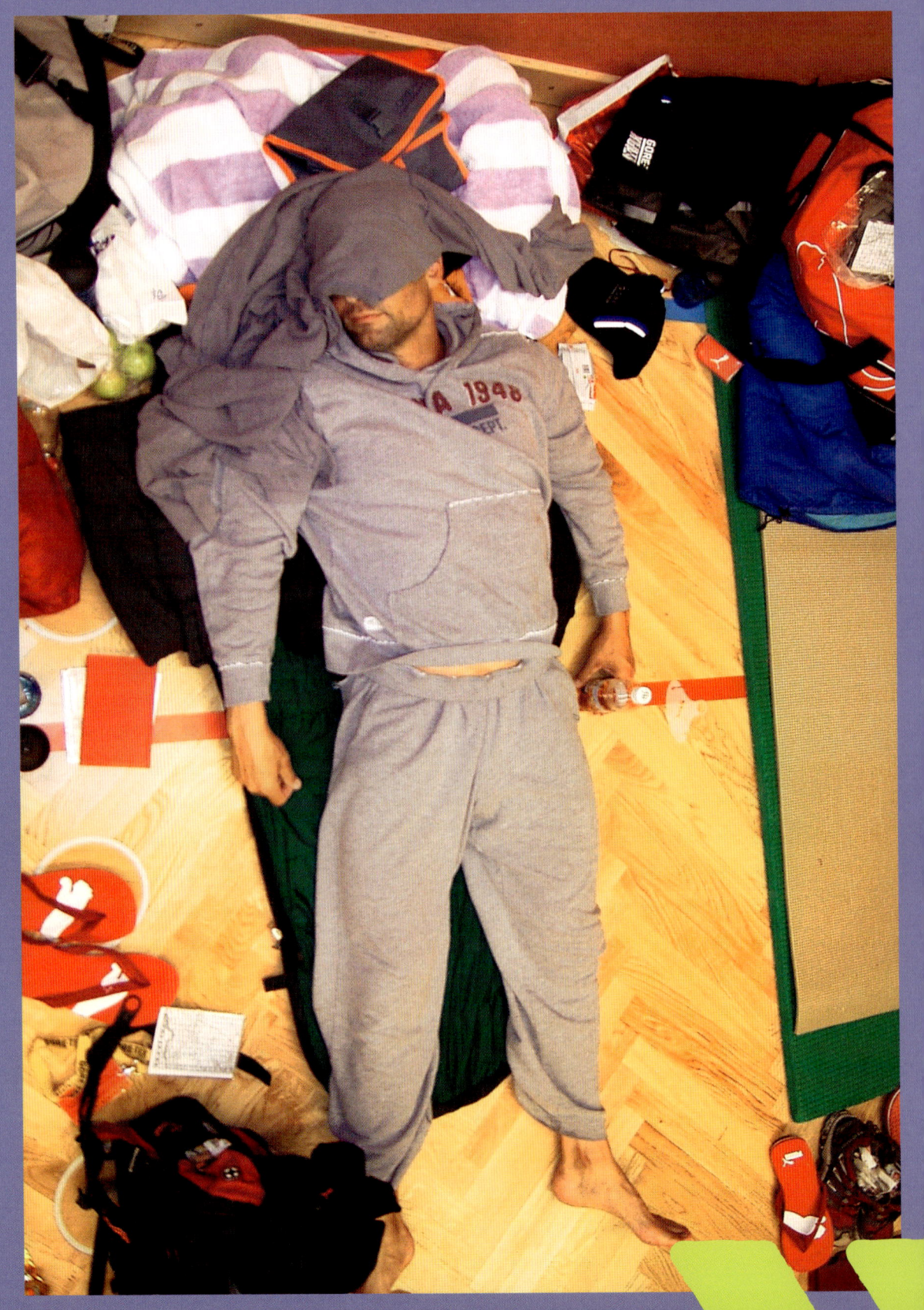

ERHOLUNG UND ENTSPANNUNG: OHNE GEHT'S NICHT GUT

ERHOLUNG UND ENTSPANNUNG: OHNE GEHT'S NICHT GUT!

Kein Mensch kann rund um die Uhr funktionieren, schon gar nicht mit permanenter Höchstleistung. Arbeit, Familie, Hobbys – das alles erfordert Zeit und Energie. Und selbst wenn wir von früh bis spät ständig aktiv sein könnten, so wäre es weder gesund noch von Erfolg gekrönt. Leistungssportler*innen wissen: Die Muskeln wachsen nicht während des Trainings, sondern in der Pausenzeit.

Und genauso solltest auch du darauf achten, dass ausreichend Raum zur Regeneration (für den Körper und auch den Kopf) Platz in deinem Kalender findet. Wie man diese Zeit dann sinnvoll nutzt? Dafür gibt es in diesem Kapitel einige Hinweise, Tipps und Tricks. Doch zuerst wird es ein wenig lyrisch und poetisch.

»*Der Mensch ist nicht zu ununterbrochener Tätigkeit geschaffen. Die Natur hat ihn nur zu einem unterbrochenen Genusse des Daseins bestimmt, und seine Wahrnehmungen müssen nach einer gewissen Zeit ein Ende nehmen. Durch den Wechsel in der Art und der Beschaffenheit der Empfindungen, die in ihm erregt werden, kann eine Verlängerung jenes Zeitraums der Thätigkeit stattfinden, schließlich aber führt der fortdauernde Genuss des Daseins das Verlangen nach Ruhe herbei.*«

Jean Anthelme Brillat-Savarin

Diese Sätze stammen vom französischen Schriftsteller Jean Anthelme Brillat-Savarin (1755–1826) aus einem Kapitel mit dem Titel »Über die Ruhe«. Bemerkenswert ist dabei, dass Monsieur Brillat-Savarin nicht nur geschrieben hat, sondern neben Rechtswissenschaften auch Medizin und Chemie studiert und als Richter gearbeitet hatte. Und das war noch längst nicht alles: Als sogenannter Gastrosoph hat er sich mit der Erforschung von Zusammenhängen zwischen Ernährung und Gesellschaft beschäftigt und dabei ethische und soziologische Aspekte betrachtet. Man kann ihm also durchaus attestieren, dass er einen ebenso umfassenden wie ganzheitlichen Blick

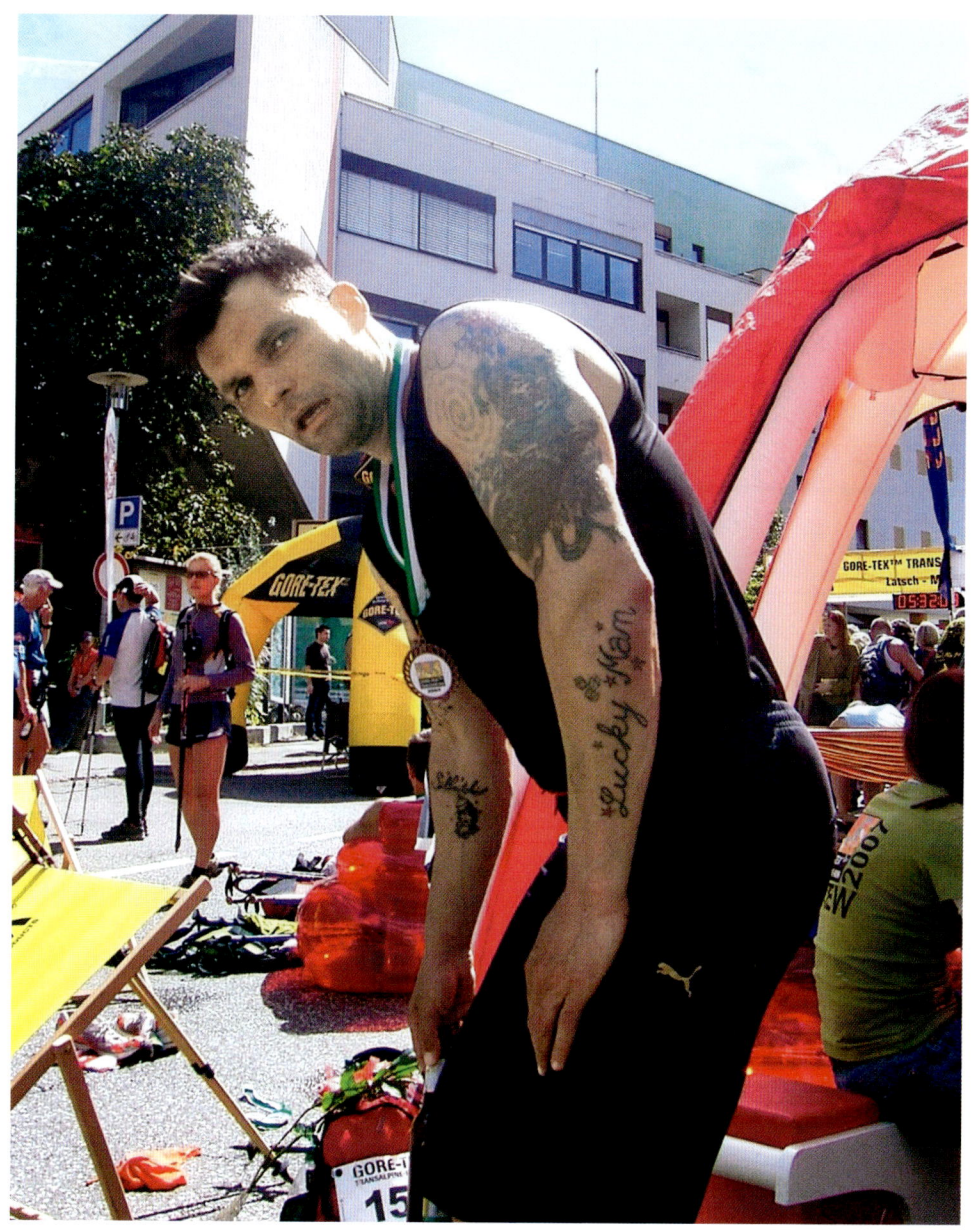

hatte. Daher lohnt es sich, seine Worte zu permanenter Tätigkeit (oder »Thätigkeit«, damals nahm man es mit der konsequenten Rechtschreibung beim Übersetzen nicht so genau) zu betrachten – und sie auf deinen Umgang mit dem Zusammenspiel von Bewegung und Pausen zu übertragen.

Dadurch wird man nicht sofort zum Superhelden oder zur Superheldin. Doch wenn man das gleich folgende Prinzip der Superkompensation versteht und beachtet, werden Veränderung und Fortschritt bei Bewegung und Beweglichkeit möglich.

PAUSEN SIND WERTVOLL: DAS PRINZIP DER SUPERKOMPENSATION

Um dir rund um Pausen und Regeneration noch etwas mehr Basiswissen an die Hand zu geben, gibt es hier einen kurzen Ausflug in die Sportwissenschaft zur sogenannten Superkompensation. Dieses Prinzip richtet sich bei Weitem nicht nur an Spitzensportler oder Superheldinnen – denn ein klein wenig »super« brauchen wir alle.

Durch einen Trainingsreiz sinkt unsere Leistungsfähigkeit erst einmal. Wenn wir uns danach eine – ausreichende – Pause zur Regeneration gönnen, so ermöglichen wir unserem Körper dadurch die entsprechende Anpassung an den vorher erfolgten Reiz: Muskeln erholen sich und werden Schritt für Schritt stärker, unsere Bänder, Faszien und Gelenke werden sich – wieder: Schritt für Schritt – an höhere Belastungen anpassen. Dadurch entsteht die sogenannte Superkompensation: Die Leistungsfähigkeit geht also über den früheren Zustand hinaus. Genau das ist die Voraussetzung für körperliche Entwicklung und mehr Leistungsfähigkeit. Wichtig dabei ist, dass du dir diesen Erholungszeitraum wirklich gönnst. Das ist kein »Luxus«, sondern einfach clever und gesund.

Pause? Ja, bitte!

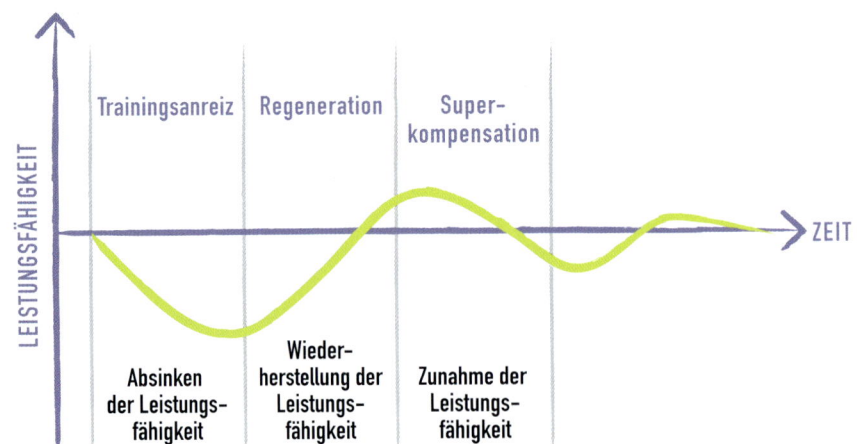

Das Prinzip der Superkompensation – Grafikquelle: Steffen, Andreas (2020). »Resilienz & Innovation«. In: Ders.: Agile Spielzüge. Springer.

Das Prinzip der Superkompensation

Es ist also von absolut entscheidender Bedeutung, dass wir uns wirklich ausreichend Zeit zur Regeneration erlauben. Insbesondere bei sehr ehrgeizigen oder ungeduldigen Menschen (womöglich noch mit einem stark gefüllten Terminkalender) ist das Verständnis für diese Pausenzeiten entscheidend.

Bewegung und Erholung funktionieren nur zusammen im Einklang, wenn dein Körper und ebenso dein Kopf ausreichend Zeit haben, sich zu erholen. »Wer rastet, der rostet«? Keineswegs, das Gegenteil ist hier der Fall:

Nur wer ausreichend rastet, wird Fortschritte machen und dauerhaft gesund bleiben.

Hier kommt nun eine Frau zu Wort, die den Umgang mit Pausen verstanden, gelernt und sich zur Routine gemacht hat, um gut mit sich selbst umzugehen, ganz bei sich anzukommen und wirklich zufrieden zu sein.

Janine (39) ist alleinerziehende Mutter. Früher war sie beruflich sehr viel unterwegs und ständig auf Reisen, in Deutschland und auch international. Um dieser anspruchsvollen Belastung gerecht zu werden, war es für die Berlinerin wichtig, stets leistungsstark und fit zu sein.

»Wenn man permanent unterwegs ist, ständig aus dem Koffer lebt und dabei auch noch täglich ein strahlendes Lächeln zeigen soll, braucht es eine wirklich gute Fitness. Und dazu gehören Erholung und Entspannung ebenso sehr wie das sportliche Training. Beides sollte gleichermaßen zur Routine werden, damit man fit und gesund bleibt, nicht nur so aussieht. Dafür hat es mir sehr geholfen, Karsten schon vor vielen Jahren als persönlichen Trainer gefunden zu haben, der mich in vielerlei Hinsicht fit gemacht hat und als Ratgeber eine absolute Vertrauensperson für mich geworden ist. Von ihm habe ich vor allem zwei Dinge gelernt: Disziplin und Einfachheit. Dranbleiben an den Dingen, die für mich wichtig sind. Dabei ist es auch hilfreich, sich keine überzogenen Ziele zu setzen. Und dass Bewegung einfach sein kann, dass es nicht immer ein kompliziertes Workout im Studio sein muss. Wir haben beispielsweise ganz oft draußen in der Natur trainiert, an der frischen Luft, ohne Geräte. Durch Karsten habe ich verstanden, dass man sich wirklich überall bewegen kann. Das hat auch dazu geführt, dass ich nicht mehr so festgefahren war, nicht mehr strikt an Trainingsplänen gehangen, sondern beim Sport und auch insgesamt viel mehr Dinge ausprobiert, mich getraut habe.

Und ich habe verstanden, dass Bewegung nicht immer nur harte Arbeit sein muss, sondern richtig Spaß machen kann. Dazu gehört für mich auch der Teil, der nicht anstrengend sein sollte, der mir guttut. Zum Relaxen in die Sauna gehen. Ebenso solche Dinge wie Yoga oder Meditation. Um meine Gedanken sacken zu lassen und regelmäßig ganz im Hier und Jetzt zu sein. Das war früher gar nicht meins, das musste ich erst mal lernen. Oder einfach nur atmen! Um ganz bei mir selbst zu sein, um mich besser wahrzunehmen. Und dass ich mir inzwischen auch regelmäßig zuhöre, was ich wirklich brauche.

Denn nur dann, wenn man zunächst dieses Bewusstsein, also das Selbstbewusstsein fürs eigene Befinden, hat, kann man darauf dann Selbstvertrauen aufbauen. Beim Training mit Karsten haben wir immer wieder neue Dinge ausprobiert, zum Beispiel Kickboxen. Oder lautes Schreien, um Anspannung loszuwerden. Das war gar nicht so leicht am Anfang, das musste ich mich erst mal trauen! Das ist sozusagen Sprungkrafttraining gewesen. Um über meinen eigenen Schatten zu springen. Dazu ist es auch entscheidend gewesen, dass ich mich selbst wichtig nehme, dass ich mich nicht nur ständig antreibe, sondern mir Erholung, Entspannung und andere Dinge erlaube, sie mir gönne. Und auch häufiger »nein« sage, als ich es früher getan habe.

Heute kann ich sagen, dass ich gut mit mir umgehe und auf mich und meine Bedürfnisse achtgebe. Denn nur dann, wenn ich mit mir selbst gut umgehe, werde ich das auch für andere tun. All das kam definitiv nicht von heute auf morgen, das war ein Lernprozess, der auch nicht immer einfach oder leicht gewesen ist. Dafür war Karsten als Vertrauensperson absolut wichtig. Das hat ganz viele Grundlagen weit über Training und Sport hinaus geschaffen, von denen ich heute insgesamt in meinem Leben immer wieder profitiere.«

Janine Habeck arbeitet heute in der Immobilienbranche. Früher war sie als Fotomodell aktiv. 2004 wurde sie zum Playmate des Jahres gewählt. 2010 folgte die Wahl zum Playmate des Jahrtausends.

Pausen beginnen im Kopf

Motivation und Ehrgeiz können hilfreich sein, um Neues anzufangen. Sobald man es jedoch damit übertreibt und auf jede noch so kleine Pause verzichtet, weil man sich verändern und möglichst viel bewegen will, rennt man womöglich bald gegen eine Wand. Damit man nicht auf einer sogenannten Plateauphase landet, wo es nicht mehr weiter voran-, sondern womöglich wieder bergab geht, um Überlastung zu vermeiden, die Rückschritt oder Schaden hervorrufen kann, sollte man einige Dinge beachten, über die dich im nächsten Abschnitt zwei Expertinnen mit umfangreicher Sporterfahrung informieren.

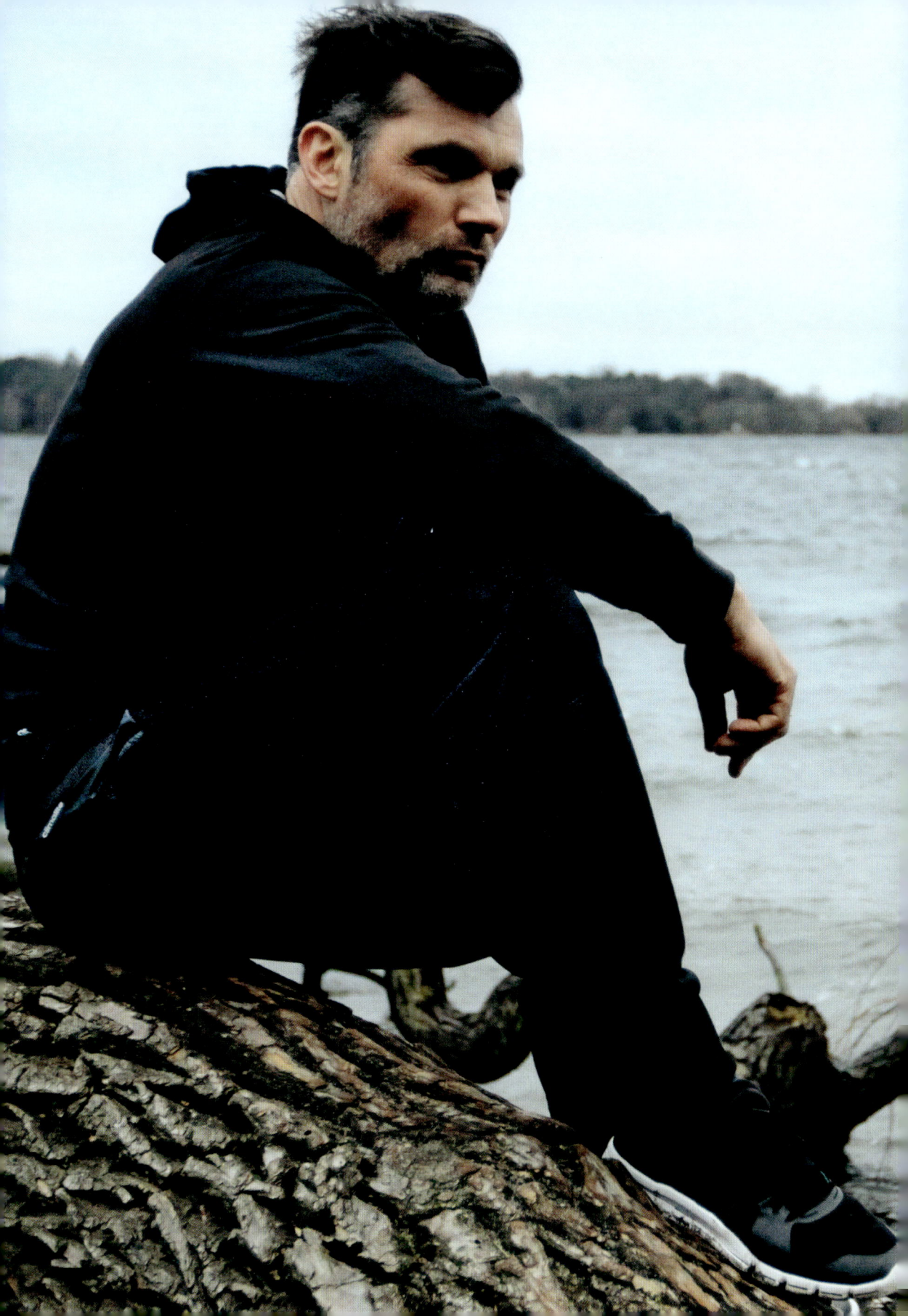

»ERHOLUNG MÜSSEN VIELE MENSCHEN ERST WIEDER LERNEN«

Lea Mersch (35) ist Wirtschaftspsychologin, Strategieberaterin und Leadership Coach. Parallel bildet sich die ehemalige Basketballnationalspielerin als Psychotherapeutin weiter. Einer ihrer Arbeitsschwerpunkte ist die mentale Gesundheit von Menschen, Teams und Organisationen. Dieses Thema steht ebenso im Fokus von Julia Schorlemmer (38), Professorin für Gesundheitsmanagement an der FOM Hochschule für Oekonomie & Management.
Die Forschungsschwerpunkte der früheren Leistungssportlerin (Schwimmen und Unterwasser-Rugby) sind psychische Aspekte von Gesundheit im Arbeitskontext, Prävention, Verhaltensveränderung, gesunde Routinen und gesunde Führung.

Andreas Steffen: Hallo, Lea, hallo, Julia. Prävention vor Überlastung und Schutz vor Burn-out sind Themen eurer Arbeit. Ist »Prophylaxe« hierbei ein guter Begriff? Geht es um das »Bewahren vor Schaden«? Oder ist »Stärken stärken« die bessere Perspektive?

Julia Schorlemmer: »Prophylaxe« hört sich schon sehr nach Zahnarztbesuch an. Deutlich schöner klingt und wirkt »Prävention«. Erholung und auch Entspannung funktionieren viel besser, wenn man nicht erst dann ansetzt, sobald der Schaden entstanden oder es sogar schon zu spät ist – sondern vorher.

Lea Mersch: »Prophylaxe« ist als Begriff auch viel zu technokratisch, zu weit weg vom Menschen, von mir selbst und meinem Alltag. Es lohnt sich sehr, das Gesunderhalten möglichst rechtzeitig einzuplanen, es nicht als notwendiges Übel oder lästige Pflicht zu betrachten, auch nicht erst als Maßnahme zum Heilen. Wenn man frühzeitig und rechtzeitig ansetzt und die Fähigkeit stärkt, den eigenen Körper wahrzunehmen, ist das ein ganz entscheidender Schritt.

Was habe ich davon, meinen Körper wahrzunehmen?

LM: Unser Körper sendet uns Signale. Wenn man verlernt hat, diese wahrzunehmen, dann ist es fast schon zu spät. Umso wichtiger ist es, diese Wahrnehmung zu trainieren und aufrechtzuerhalten.

JS: Es lohnt sich sehr, wenn man nicht erst reagiert, sobald der eigene Akku bereits im tiefroten Bereich angekommen ist. Sondern vorher, sobald die innere Ampel von Grün auf Gelb umschaltet. Dafür ist die Aufmerksamkeit für sich selbst und für die inneren Signale der entscheidende Faktor, damit man gesund, stark und stabil bleiben kann. Wenn man in den Brunnen gefallen ist, wird es umso anstrengender, wieder daraus hervorzukommen. Das muss nicht sein, wenn man ausreichend auf die eigenen Ressourcen achtet.

Bewusst sehr rhetorisch gefragt: Soll der Körper beim Sport und auch im weiteren Leben nicht einfach nur ordentlich funktionieren?

LM: Unser Körper ist fantastisch. Denn er zeigt uns die Bedürfnisse, die wir im Alltag oft ignorieren. Er zeigt uns also auch, sobald wir unsere Batterien wieder aufladen sollten. Und dennoch ist es ratsam, schon frühzeitiger anzusetzen. Dazu gehört es ebenso, das Verständnis zu entwickeln, dass Pausen zur Arbeit und insgesamt zum Leben genauso dazugehören wie die Leistung. Dass wir auf eine gesunde Balance achten und sie aufrechterhalten sollten. Dass nach der Anspannung bitte auch die Entspannung kommt.

JS: Dieses Verständnis solch einer gesunden Balance ist übrigens selbst im Profi- und Leistungssport noch längst nicht überall angekommen. Wie wichtig Erholung nach intensiver Leistung ist, zeigen viele Studien aus der Sportpsychologie. Und den Umgang damit haben bei Weitem nicht alle Menschen gelernt.

»Wer rastet, der rostet« oder »Ohne Fleiß kein Preis«: Wie steht es um diese Glaubenssätze? Muss man stets ans eigene Limit gehen, wenn man sich persönlich entwickeln will?

JS: Zunächst ist es schon ein großer Unterschied, ob man ans Limit herangeht oder darüber hinaus! Genau dafür ist unser Körper, so wie Lea es eben wunderbar beschrieben hat, ein großartiges Hilfsmittel, um uns zu signalisieren: Bin ich an der Grenze oder schon drüber? Und was kann ich tun, um diese Grenze nicht zu überschreiten, um meinen Akku nicht massiv zu überlasten? Beim Leistungssport ist es ja entscheidend, ganz bewusst ans eigene Limit heranzugehen. Dort sind solche Prozesse allerdings viel leichter zu regulieren, als wenn wir über normale Arbeit sprechen. Denn dabei agieren wir üblicherweise nicht mit fundiert aufgestellten Trainingsplänen – die möglichst auch ausreichend Pausen zur Regeneration enthalten sollten.

LM: Im Sport ist es meist leichter zu planen und zu regulieren. Bei der Arbeit hat man nur selten Trainer oder Trainingspläne, die Belastung und vor allem Entlastung steuern. Dort bin ich noch viel mehr in meiner Selbstverantwortung, um ausreichend auf Pausen und Erholung zu achten. Nicht nur auf Leistung oder sogar Höchstleistung am Limit. Dafür ist es wichtig, sich der eigenen Risikofaktoren bewusst zu werden. Dazu können solche Glaubenssätze gehören, die man vielleicht abschalten oder herunterfahren sollte. Gleichzeitig geht es um das Schaffen von gesunden Routinen, die mir guttun und meine Balance sicherstellen.

Es hat also nichts mit »faul sein« zu tun, wenn man sich bei der Arbeit eine Pause gönnt, sich vor oder nach dem Sport ausruht?

LM: Genau dieses Thema hatte ich gestern in einem Seminar mit Führungskräften. Und es geht an dieser Stelle nicht ums »Gönnen«! Nee! (lacht) Wir brauchen Erholung! Das müssen viele Menschen erst wieder lernen. Dafür braucht es oft erst das Bewusstsein oder Bewusstwerden, wie wir im Zusammenspiel von Physis und Psyche funktionieren. Wie unser Körper und unser Geist zusammenarbeiten. Häufig sind wir an dieser Stelle leider extrem ignorant uns selbst gegenüber.

JS: Dabei treffen zwei Dinge aufeinander. Die individuelle Ebene – und auch der soziale Aspekt. Durch Glaubenssätze, Werte und Normen, die von unserer Umgebung geprägt sind. Bewusste Erholung hat rein gar nichts mit »faul sein« zu tun. Eine echte Pause sollte übrigens nicht bedeuten, dass man mal eben nebenbei noch Mails checkt oder die Nachrichten bei Instagram. So was ist keine Pause! (lacht)

Was brauchen Menschen nach eurer Erfahrung und Beobachtung, um sich Regeneration nicht nur »zu gönnen«, sondern um ausreichend viele Pausen ohne schlechtes Gewissen zu machen?

JS: Genießen! Besonders sehr stark leistungsorientierte Menschen sollten lernen, diese Auszeiten wirklich zu genießen. Und dazu gehört es eben auch, dass ich auf meinen Körper höre.

LM: Hier passiert gerade viel Gutes. Weil das Bewusstsein für Pausen, für die eigenen Bedürfnisse spürbar steigt. Man sieht plötzlich Menschen wie Jeff Bezos oder LeBron James, die sagen, dass sie acht oder mehr Stunden Schlaf brauchen, um zu regenerieren. Weil sie wissen, dass es ihnen guttut.

Sollten wir also alle exakt so viel schlafen wie LeBron und Jeff?

LM: Schlaf ist ein so wunderbares Beispiel! Ganz viele Menschen fragen nach dem »what to do« und erhoffen sich das einzig wahre Patentrezept. Dabei ist die erforderliche Schlafdauer unglaublich individuell. Natürlich kann es sein, dass jemand mit fünf Stunden Schlaf absolut produktiv ist. Doch genauso kann es sein, dass ich zu denjenigen Menschen gehöre, die mit neun Stunden Schlaf am leistungsfähigsten sind. Das kann ich allerdings nur herausfinden, wenn ich in mich reinhorche. Und diese Fähigkeit muss insbesondere in unserer heutigen Leistungsgesellschaft oft wiedererlernt werden.

Was, meint ihr, sollte man Menschen mit einer »Erholungsallergie« raten oder verschreiben: sich Pausenzeiten als feste Terminserie in den Kalender einzutragen?

LM: Ja! Wenn ich's verlernt habe, muss ich umlernen. Neu lernen. Und das bedeutet, etwas aktiv anders zu machen als bisher. Für das Schaffen neuer Routinen gibt es keine einheitlichen Fristen. Da findet man Ergebnisse, die zwischen drei Tagen oder sechs Wochen liegen. Beim Sport sind es manchmal deutlich längere Zeiten, die so etwas braucht, bis ein ungewohnter Ablauf vollständig internalisiert wurde. Man kann dabei zwei grundsätzliche Wege beschreiten. Entweder gehe ich aktiv in die Routineplanung, weil ich weiß: Ich brauche zum Beispiel feste Zeiten fürs Einschlafen und Aufwachen. Oder ich verbinde neue Handlungen mit bereits vorhandenen Ritualen. Beispielsweise kann ich tiefes, bewusstes Atmen mit dem Zähneputzen kombinieren. Sofern ich mir halbwegs regelmäßig die Zähne putze! (lacht) Dann starte ich entspannt in den Tag oder gehe gelassen aus dem Tag heraus.

Super! Da freut sich dann der Zahnarzt bei der Prophylaxe!

LM: Genau! (lacht) Gleichzeitig sind es eben auch die angesprochenen Glaubenssätze, die angeschaut und bei Bedarf neu justiert werden sollten. Um dadurch die Basis für eine dauerhafte, also wirklich nachhaltige Veränderung zu schaffen.

JS: Und damit sind es wieder zwei unterschiedliche Aspekte. Das eine ist die Handlung, also das Ausführen neuer Bewegungen und Routinen. Das andere ist die Haltung. Dabei ist Selbstreflexion ganz entscheidend, um die Beweggründe des bisherigen Verhaltens zu verstehen. Um es von da aus zu verändern – wenn man das möchte. Dazu gehört dann auch eine positive Einstellung zu Pausen und Erholung.

REGENERATION IST KEIN FAULSEIN

Was für Leistungssportler*innen gilt, ist auch für ganz normale Menschen wichtig: Pausen sind nicht nur nett und schön, sie sind wichtig und wertvoll. Ein Körper, der permanent trainiert wird, wächst irgendwann nicht weiter. Andernfalls stellt sich die sogenannte Plateauphase ein. Fortschritt ist dann mindestens schwierig, oft auch unmöglich, manchmal geht die Entwicklung sogar zurück, falls wir unserem Bewegungsapparat nicht ausreichend Zeit zur Regeneration gönnen.

Was viele Menschen nicht wissen oder nicht ernst nehmen wollen: Entspannung ist der Schlüssel zum Erfolg.

Im Hochleistungssport ist dieses Wissen selbstverständlich, bei vielen Freizeitsportlern und normalen Menschen jedoch noch längst nicht angekommen. Da rennen Berufstätige einen Marathon und bereiten sich monatelang nach einem harten Arbeitstag darauf vor, quälen sich durch umfangreiche Laufpläne, um ihre persönliche Vorjahreszeit zu verbessern. Das kann man natürlich gerne tun – sofern man Spaß daran hat und es dem Ausschalten dient, zu innerer Balance beiträgt. Wenn man jedoch im Alltag sehr engagiert ist und sich viel abverlangt, dann kann es schwer werden, zu ausreichender Ruhe zu kommen. Viele meiner Klienten erzählen mir häufig von dem anspruchsvollen Spagat, den sie Tag für Tag machen.

Erholung und Entspannung: Das funktioniert nicht stets auf Knopfdruck.

Denn auch in dieser Hinsicht sind wir keine Maschinen. Manchmal denkt und spürt man: »Ich bin nicht entspannt genug, um mich zu entspannen.« Und genau diese Erkenntnis kann dann sogar neuen Stress auslösen: »Herrje, ich will und muss mich doch jetzt sofort entspannen!«

Ja, es kann manchmal anstrengend sein, sich nicht anzustrengen! Stundenlang im Lotussitz mit schmerzenden Beinen und einem verkrampften Rücken ausharren? Das muss genauso wenig sein, wie sich von heute auf morgen von null auf hundert zu steigern. Realistische Ziele erhöhen die Chance, dass man sie erreicht und dauerhaft dranbleibt. Doch zurück zur Entspannung, die bitte nicht in zusätzlichen Stress ausarten soll. Ganz ruhig, hierbei kann man auf gesunde Weise nachhelfen.

Es lassen sich schon ganz kleine, simple Routinen entwickeln, die schnelle Hilfe bieten, wenn der Kopf gestresst ist und nicht sofort Ruhe geben will. Und auch »externe Hilfe« außerhalb unseres Kopfes steht meist bereit – zum Beispiel mit einem Wannenbad oder einer Wechseldusche.

WASSER MARSCH! UND ZWAR OHNE DRUCK UND STRESS

Ein heißes Bad ist eine wunderbare Möglichkeit, sich zu entspannen. Es hat viele emotionale und medizinische Vorteile. In der Badewanne werden die Muskeln entspannt, Schmerzen können gelindert und die Durchblutung anregt werden. Durch das warme Wasser kann sich der Körper entspannen und Stress kann abgebaut werden. Wannenbäder helfen bei der Linderung von allergischen Reaktionen, indem sie die Haut schützen und beruhigen. Ein Wannenbad kann ebenfalls helfen, den Schlaf zu verbessern, indem es den Körper in einen ruhigen und harmonischen Zustand versetzt. Insgesamt ist ein warmes Bad also eine kostengünstige und effektive Möglichkeit, sich zu entspannen und Stress abzubauen.

Im Laufe der Jahre habe ich für meine Klientinnen und Klienten einige Routinen entwickelt, wie man Wannenbäder zur Regeneration nach harten Trainingseinheiten oder zur Entspannung nach einem anstrengenden Arbeitstag nutzen kann. Wichtig ist dabei die richtige Wassertemperatur: 30 bis 37 Grad Celsius sind ideal für ein Entspannungsbad. Achtung: Ab 37 Grad Celsius kriegt das Herz-Kreislauf-System neue Impulse und das Immunsystem wird angeregt, das kann also belastend für das Immunsystem sein. Bewährt hat sich ein 15-minütiges Bad mit Meersalz bei maximal 37 Grad Celsius. Nach diesen 15 Minuten öffnet man den Abfluss und lässt gleichzeitig kaltes Wasser zulaufen. Der Wasserspiegel sinkt dabei langsam und die Wassertemperatur ebenfalls. Das ist sehr belebend!

Wechselduschen sind eine weitere effektive Methode, um den Körper und die Seele zu beruhigen. Durch das Verändern der Wassertemperatur erzeugt man eine tiefe Entspannung, die nicht nur körperlich, sondern auch psychologisch wirksam ist. Auf emotionaler Ebene sorgt die Wechseldusche für ein Gefühl von Wohlbefinden und Gelassenheit … inklusive Momente der Aktivierung, sobald der Wärmeregler – bitte behutsam – von Rot auf Blau gestellt wird. Die Kombination von warmem und kaltem Wasser verbessert die Durchblutung und regt den Stoffwechsel an. Medizinisch betrachtet verbessern Wechselduschen den Blutfluss und die Sauerstoffzufuhr, was zu einer reduzierten Muskelspannung, einer gesteigerten Durchblutung und einem allgemeinen energetischen Gefühl führt. Zudem wirkt die Wechseldusche entzündungshemmend und kann bei der Linderung von Stress, Kopfschmerzen und Schlaflosigkeit helfen. Es ist wichtig, dass die Temperatur der Dusche schrittweise erhöht und verringert wird, um gesundheitliche Risiken zu vermeiden. Es ist ebenso entscheidend, dass man sich nach der Dusche ausruht und nicht gleich überanstrengt.

WIE MAN SICH GUT ERHOLT

Es folgt ein Überblick über verschiedene Regenerationsmethoden, die du kennen solltest. Diese Methoden werden in sechs Kategorien unterteilt:

PHYSISCHE ERHOLUNG	MENTALE ERHOLUNG	SOZIALE ERHOLUNG	KREATIVE ERHOLUNG	SENSO-RISCHE ERHOLUNG	EMOTIONALE ERHOLUNG

Physische Erholung: Dieser Part der physischen oder physiologischen Regeneration kann sowohl passiv als auch aktiv sein. Wenn der Körper danach ruft, einfach gar nichts zu tun, dann lohnt es sich, auf ihn zu hören. Ausreichend Schlaf ist auch hierbei wichtig. Doch auch ein Besuch in der Sauna, ein Bad oder eine Massage können wertvoll sein. Nach einer anstrengenden Trainingseinheit kann eine leichte Bewegung wie ein Spaziergang in der Natur oder eine halbe Stunde auf dem Fahrrad ebenfalls gut sein, um dadurch die Muskulatur ohne große Belastung aufzulockern.

Mentale Erholung: Manchmal braucht der Kopf eine Pause, damit er nicht ausbrennt. Dann hilft es sehr, nicht zu Alkohol, Tabletten oder ähnlichen Substanzen zu greifen, sondern es mit Meditation oder anderen gesunden Aktivitäten zu versuchen. Ein schönes Buch lesen, mit dem man aus dem Alltag abtaucht? Oder einfach mal aus dem Fenster schauen? Das kann ebenfalls wunderbar sein.

Soziale Erholung: Das kann grundsätzlich in zwei gegensätzliche Richtungen gehen, dazu solltest du herausfinden, was du brauchst und was dir guttut. In bestimmten Situationen, wenn dein Akku leer ist, kann es ratsam sein, dich nicht ins wilde Getümmel vieler Menschen zu stürzen, sondern dir bewusst Zeit ganz für dich zu gönnen. Andererseits kann es Momente geben, wo genau dieser soziale Kontakt ganz wichtig ist, weil du vielleicht zu viel Zeit allein im Homeoffice verbracht hast. Dann geh aus der Wohnung und verabrede dich mit Freunden oder deiner Familie.

Kreative Erholung: Dein Kopf ist leer? Das kann manchmal großartig sein, wenn dort vorher sehr viel Trubel war. Doch gelegentlich braucht es neue Anregungen. Dann kann der Besuch einer Kunstausstellung oder eines Konzertes die perfekte Wahl darstellen, um kreative Impulse aufzunehmen. Vielleicht ist auch der Gang hinaus in den Park oder Wald genau das Richtige für dich, bei dem du die Wunder der Natur bestaunst. Oder wie steht es mit Tanzen, Malen oder Kochen? Willst du lieber passiv oder aktiv sein? Finde es heraus, indem du solche Dinge ausprobierst.

Sensorische Erholung: Ständig piept das Telefon, überall gibt es Geräusche, Lichter, Gerüche und andere Sinneseindrücke – das kann unseren Kopf und schlussendlich auch den Körper überfordern. Umso wichtiger kann es sein, diese Stimulationen (und damit dich selbst) gelegentlich zur Ruhe zu bringen. »Digital Detox« könnte hier das Zauberwort sein; ein bildschirmfreier Tag in der Woche oder auch feste Rituale für handyfreie Stunden am Tag sind ein guter Weg, um deinen Sinnen eine Pause zu gönnen.

Emotionale Erholung: Mentale und emotionale Erholung sind zwar eng miteinander verknüpft, jedoch nicht dasselbe. Bei der emotionalen Variante geht es vor allem um die bewusste und aktive Auseinandersetzung mit den eigenen Bedürfnissen und Gefühlen. Diese Reflexion ist wichtig, denn nicht immer geben wir unseren Emotionen ausreichend Raum. Auch dabei kann das Führen eines Tagebuchs hilfreich sein; ebenso Gespräche mit Freunden, die gut zuhören und denen wir uns offen anvertrauen können.

Jede Methode hat ihre eigenen Vorteile und sollte entsprechend den individuellen Bedürfnissen und Zielen ausgewählt werden. Die Methoden können sich auch gegenseitig beeinflussen. Probiere aus, was dir guttut. Daher lohnt es sich für dich, die verschiedenen Erholungsmethoden zu erforschen und zu nutzen, um das Beste aus deinem Training für dich, deine Beweglichkeit und dein dauerhaftes Wohlbefinden herauszuholen. Entscheidend ist, dass du aufmerksam für dich selbst bist und bemerkst, sobald du Erholung brauchst. (Und möglichst nicht erst dann, wenn dein Akku bereits im roten Bereich angekommen ist. Vielleicht gelingt es dir, bereits beim Wechsel von Grün auf Gelb zu reagieren.)

Action oder Ruhe?

Es ist sicher klar geworden, dass Bewegung nur zusammen mit Erholung funktioniert. Welche Rolle Action dabei spielt? Hierzu möchte ich ein Beispiel aus eigener Erfahrung geben, wie ich mehr Ruhe gefunden und viel öfter auf gute Gedanken gekommen bin.

Nach einem erfüllten Arbeitstag mit verschiedenen Klienten und einer eigenen Trainingseinheit bin ich abends oft ziemlich platt. Dann gehen mir oft noch tausend Gedanken durch den Kopf, und zum Abschalten habe ich oft einen Film geschaut. Meist mit sehr viel Action, beispielsweise aufregende Gangsterserien, manche davon brutal oder zumindest aufwühlend. War das sinnvoll und entspannend? Nein. Denn danach war ich emotional noch geladener. Vor zwei Jahren habe ich mich kurzerhand dazu entschlossen, überhaupt keine gewalttätigen Filme mehr zu schauen. Von einem Tag auf den anderen. Und es geht mir seitdem sehr viel besser. Ich vermisse absolut nichts und komme viel besser zur mentalen Ruhe. Nichts gegen Action. Doch bitte nicht rund um die Uhr.

DAS RICHTIGE FUTTER: ERHOLUNG UND ERNÄHRUNG

Okay, wir hatten uns fest vorgenommen, auf Floskeln und Kalenderspruchweisheiten zu verzichten – doch dieser Satz, der muss jetzt sein:

Du bist, was du isst!

In meinen frühen aktiven Jahren als Athlet war die Ernährung eintönig. Als Kraftsportler und Bodybuilder in den 1980ern gab es immer dieselben Lebensmittel: eiweißreich, fettarm und alles in Massen. Als Ausdauerathlet mit extremen Anforderungen habe ich unter anderem auf hochwertige Kohlenhydrate geachtet. Erst als im fortschreitenden Alter die Verletzungen kamen, habe ich ein anderes Verständnis für Ernährung bekommen, um insbesondere den Heilungsprozess von innen zu unterstützen. Auch Mikro- und Makronährstoffe sind wichtig. Regelmäßige Mahlzeiten und eine Trinkroutine sind mitentscheidend für die Erholung und die Heilung.

Nach über 40 Jahren im eigenen Training und als Trainer habe ich eine andere Sicht auf Ernährung und Nahrungsmittel bekommen. Ich weiß, dass Ernährung in der heutigen Zeit sehr komplex ist und aus sehr verschiedenen Perspektiven betrachtet werden kann, ähnlich wie bei den vielen Trainingsmethoden. Es treffen moderne Ernährungswissenschaften, Medizin, Kulturwissenschaften, Religionen, Philosophie und auch Psychologie aufeinander. Ernährung ist zur Lebenseinstellung geworden. Dabei werden persönliche Gewohnheiten wie Glaubensbekenntnisse hart verteidigt. Ich blende das aus und versuche, aus allem das Beste zu ziehen, wie ein Generalist. Und ich habe gelernt, wie wichtig Ausgewogenheit bei den Nahrungsmitteln ist und Regelmäßigkeit bei den Mahlzeiten, um seinem Körper bestmögliche Regeneration und Heilung nach Verletzungen oder Operationen zu ermöglichen. Außerdem spielt die einfache und machbare (alltagsgerechte) Zusammenstellung der Nahrungsmittel eine erhebliche Rolle bei der täglichen Entspannung und der Erholung.

Für mich gelten diese drei Grundsätze: Meine Mahlzeiten sind ...

• einfach und überall erhältlich,

• warm und kalt genießbar,

• schnell zubereitbar.

Der Wiederherstellungsprozess nach der sportlichen Betätigung ist ein komplexer Prozess, der sich aus der vorangegangenen Bewegung/Belastung, dem Tagesablauf drum herum, den Erholungspausen und dem Schlaf zusammensetzt – und auch die Ernährung spielt dabei eine wichtige Rolle. Erfolg versprechend ist es, sich regelmäßig zu bewegen und dann dem eigenen Körper (übrigens ebenso dem Kopf) ausreichend Zeit und die richtigen Lebensmittel für die Erholung zu geben. Was dabei wichtig und zu beachten ist? Dazu gibt es hier für dich Tipps von einer Expertin, die weiß, dass eine gesunde Ernährung auch gut schmecken kann und gar nicht kompliziert sein muss. Wir arbeiten seit Jahren zusammen mit Leistungssportlern und Freizeitathleten.

WAS DU AUS DIESEM KAPITEL MITNEHMEN KANNST

Ja, Pausen sind nicht nur »okay«, sie sind sogar wichtig! Darum ist es absolut sinnvoll, dass du auch Zeiten für Entspannung und Erholung in deine neuen Gewohnheiten einplanst und dafür ausreichend Raum in deinem Kalender schaffst. Ganz wichtig: Das ist kein »Luxus« oder »Faulheit«, sondern eine entscheidende Voraussetzung für Erfolg und Leistungsfähigkeit.

Neue Rituale werden umso schneller zur Routine, wenn man sie an bereits bekannte Abläufe knüpft.

Fülle guten Treibstoff in deinen Tank! Es lohnt sich, darauf zu achten, was du isst. Geh gut und sorgsam mit deinem Körper um und versorge ihn vor allem in anspruchsvollen Zeiten mit den Dingen, die ihm guttun. Dafür lohnt sich, dass du weißt, was er braucht – und was nicht.

»DAS KANN MAN SICH EINFACH AN DEN KÜHLSCHRANK HEFTEN«

Antje Behrendt beschäftigt sich seit über 15 Jahren mit gesunder Ernährung. Als Apothekerin und Ernährungsberaterin ist sie täglich mit ernährungsbedingten Krankheiten konfrontiert und kennt auch viele simple Möglichkeiten, mit denen man Mangelerscheinungen mithilfe einer ausgewogenen Ernährung vorbeugen kann.

Dabei verbindet sie aktuelles theoretisches Fachwissen aus der Ernährungswissenschaft mit einer einfachen und praktischen Umsetzung im Alltag, ohne dass man auf geschmacklichen Genuss verzichten oder gar hungern muss. Wir arbeiten schon einige Jahre zusammen. Für meine Arbeit als Personal Trainer ist es wichtig, gute Experten an meiner Seite zu haben, mit denen ich mich austausche. Meiner Meinung nach muss ein Trainer mit allen Themen rund um den Menschen vertraut sein, aber ich kann einen Klienten nur optimal betreuen, wenn ich Fachbereiche wie zum Beispiel die Ernährung oder medizinischen Aufgaben an meine Fachkollegen abgebe. Im Team ist man kreativer und schafft schneller Lösungen.

Karsten Schellenberg: Hallo, Antje, wir wollen jetzt über Ernährung und deren Einfluss auf Erholung reden. Nach meiner Wahrnehmung ist das wirklich schwierig geworden, weil Ernährungsthemen mittlerweile fast schon zu einer politischen Weltanschauung mit ideologischen Glaubenskämpfen geworden sind. Schaffen wir es, darüber zu sprechen, ohne dabei in Fettnäpfchen zu tappen?

Antje Behrendt: Auf jeden Fall schaffen wir das! Und du hast recht, Ernährung ist ein Riesenthema. Gerade hier in Berlin merke ich bei der Ernährungsberatung, dass viele Menschen sehr bestimmte Ansätze dabei haben. Vegetarisch, vegan, Paläo-Ernährung und noch vieles mehr – die Bandbreite ist riesengroß. Wichtig ist dabei zu verstehen, dass der Körper bestimmte Nährstoffe braucht, weil er sie nicht selbst herstellen kann. Es gibt über 50 dieser sogenannten essenziellen Nährstoffe, von denen wir einige auch ganz gezielt brauchen, um Stress zu reduzieren. Um beispielsweise unser Glückshormon Serotonin und unser Schlafhormon Melatonin daraus herstellen zu können. Wenn man sich zum Beispiel ausschließlich von Früchten ernährt, fehlt eine bestimmte Aminosäure, die wichtig für die Serotonin- und Melatoninbildung ist. Man sollte also gewisse Lebensmittel und Inhaltsstoffe immer im Hinterkopf haben – und im Magen. Zwar gibt es für fast jede Ernährungsweise auch bestimmte Alternativen und Optionen, aber bei sehr restriktiven Arten der Ernährung kann es sein, dass man auf spezielle Nahrungsergänzungsmittel angewiesen ist, damit keine Mangelerscheinungen auftreten.

Sollte man in stressigen Lebensphasen oder nach einer Verletzung gezielt auf die Ernährung achten?

Unbedingt, in solchen Situationen ist das besonders wichtig. Dazu gibt es zig Studien, die zeigen, dass Antioxidantien wie Vitamin C aus Gemüse und Früchten oder das in Pflanzenölen, Samen und Nüssen enthaltene Vitamin E die Regeneration fördern. Insgesamt ist das ein sehr komplexes Zusammenspiel von vielen Faktoren der Ernährung. Wenn man nach einer Verletzung im Krankenhaus liegt, dann kann man leider aufgrund der dort verfügbaren Nahrungsmittel davon ausgehen, dass man nicht genug bekommt, um schnell wieder auf die Beine zu kommen. Das ist keine Ernährung, die eine Heilung fördert. Gerade dann braucht der Körper sehr viele derjenigen Substanzen, die ihm bei der Regeneration helfen.

Was sollte man dazu wissen und beachten?

Sehr empfehlen kann ich *The Healthy Eating Plate*, das lässt sich übersetzen als »der gesunde Teller«. Darin ist eine Zusammenstellung der Harvard-Universität enthalten, in der man eine kompakte Übersicht der wichtigsten Ernährungsempfehlungen findet. Das bekommt man frei verfügbar im Internet und kann es sich als Orientierung für gesunde und ausgewogene Mahlzeiten beispielsweise einfach an den Kühlschrank heften. Damit hat man eine sehr gute Hilfestellung, wie sich Obst, Gemüse, Proteine, die richtigen Kohlenhydrate und gesunde Fette auf die eigene Ernährung verteilen sollten. Wenn man diese Grundlagen kennt und beachtet, kann man mit fast jeder Ernährungsweise gesund, entzündungshemmend und regenerationsfördernd essen, ohne sich dabei den Kopf zu zerbrechen.

Wir haben in diesem Buch schon vom Expertenteam gesprochen, das man sich zusammenstellen kann, wenn man sich neu orientieren und mehr bewegen will. Dazu könnte auch eine Ernährungsberaterin gehören. Wann und wem würdest du das empfehlen?

Zu mir kommen regelmäßig Menschen, die merken, dass sie an bestimmte Grenzen kommen oder ihnen irgendwann die Energie fehlt, die sie eigentlich für ihr Training oder die Arbeit brauchen. Und dann lohnt es sich, das eigene Ernährungsverhalten unter die Lupe zu nehmen. Wenn man zusammen analysiert, was man zu sich nimmt – oder eben auch nicht –, dann lassen sich oftmals bestimmte Engpässe oder Defizite identifizieren. Beispielsweise findet man dabei einen Eiweißmangel heraus. Und gerade Eiweiß ist bei allen anderen Menschen ein wichtiger Baustein, nicht nur für Sportlerinnen und Sportler, nicht nur für die Muskulatur, auch für unser Immunsystem und als wichtiger Baustein für Haut, Haare, Nägel und vieles mehr sind Proteine ganz entscheidend. Manchmal sind es ganz kleine Stellschrauben, an denen man drehen kann, um eine große Veränderung zu erzielen. Dafür hilft es dann, wenn man diese Schrauben kennt und weiß, in welche Richtung man sie drehen sollte.

Gibt es noch andere Dinge, die man kennen sollte?

Es hilft, sich auch mit Mikronährstoffen und Mineralien ein wenig auszukennen. Zink oder Magnesium werden beispielsweise in stressigen Phasen vom Körper vermehrt verbraucht, sodass man diese Elemente gerade dann verstärkt zu sich nehmen sollte. Und dabei muss man auch gar nicht immer gleich zu Nahrungsergänzungsmitteln greifen, das allermeiste kann man über eine bewusste und gesunde Ernährung zu sich nehmen.

Mir ist mal beigebracht worden, dass wir Menschen als Generalisten durch die Evolution gekommen sind, dass die Ernährungsspezialisten hingegen ausgestorben sind. Stimmt das?

Das ist superwichtig! Gerade bei recht dogmatischen Ernährungsgewohnheiten sollte man die Biochemie dahinter verstehen. Damit der Körper funktioniert und es uns gut geht. Manche Menschen kommen erstaunlich lange auch mit gewissen Nährstoffengpässen durchs Leben, weil der Körper bestimmte Stoffe über längere Zeit speichern oder Defizite eine Zeit lang kompensieren kann – doch irgendwann ist solch ein Speicher eben leer. Wenn man sehr restriktiv isst, sollte man gut aufpassen, was man vielleicht ergänzen sollte.

Müssten wir nicht eigentlich alle Ernährungswissenschaften studieren, um die Thematik wirklich zu verstehen?

Das muss man keineswegs. Allerdings sollte man aufpassen, dass man keinen falschen Mythen hinterherrennt, die keine wissenschaftliche Basis haben. Es kursieren zum Beispiel schon seit Jahren vollkommen falsche Aussagen zum Konsum und der Wirkung von Eiweiß. Dass man ganz vorsichtig damit umgehen soll, weil man sonst einen Nierenschaden bekommt. Und das ist Quatsch. Wenn man keine Vorschädigung der Nieren hat, dann kann man am Tag problemlos auch zwei Gramm Eiweiß pro Kilogramm Körpergewicht zu sich nehmen.

Gibt es weitere Ernährungsaspekte, bei denen du bemerkst, dass viele Menschen sie nicht kennen?

Manche Menschen vertragen keine Hülsenfrüchte, dann lässt man sie weg – und sollte sich nach anderen Quellen für Ballaststoffe umsehen, weil wir sie alle brauchen. Oft liegen solche Unverträglichkeiten allerdings auch daran, dass die Darmbakterien durch vorherige Restriktion nicht an diese Lebensmittel gewöhnt sind, und das lässt sich in vielen Fällen reversieren. Hülsenfrüchte können zum Beispiel bei regelmäßigem Verzehr spätestens nach einigen Wochen der Umgewöhnung von so gut wie jedem sehr gut vertragen werden. Es ist erst ziemlich kurz in der Wissenschaft bekannt, dass Ballaststoffe nicht lediglich das Futter für die guten Darmbakterien darstellen, sondern Ausgangsstoff für ganz viele andere Substanzen sind, die in unserem Körper positiv wirken, wenn sie gut genug gefüttert werden. Dazu gehören beispielsweise kurzkettige Fettsäuren, die ebenfalls entzündungshemmend wirken und bestimmte Erkrankungen reduzieren können. Wenn man wegen einer Unverträglichkeit oder aufgrund einer speziellen Ernährungsphilosophie komplett auf Ballaststoffe verzichtet, tut man sich keinen Gefallen. Umgekehrt kann man für eine gewisse Zeit bestimmte Dinge ausprobieren und sie in einem Ernährungstagebuch festhalten, um festzustellen, was einem besonders guttut und die Regeneration fördert.

Na dann, lass es dir schmecken!

Danke. Du dir auch!

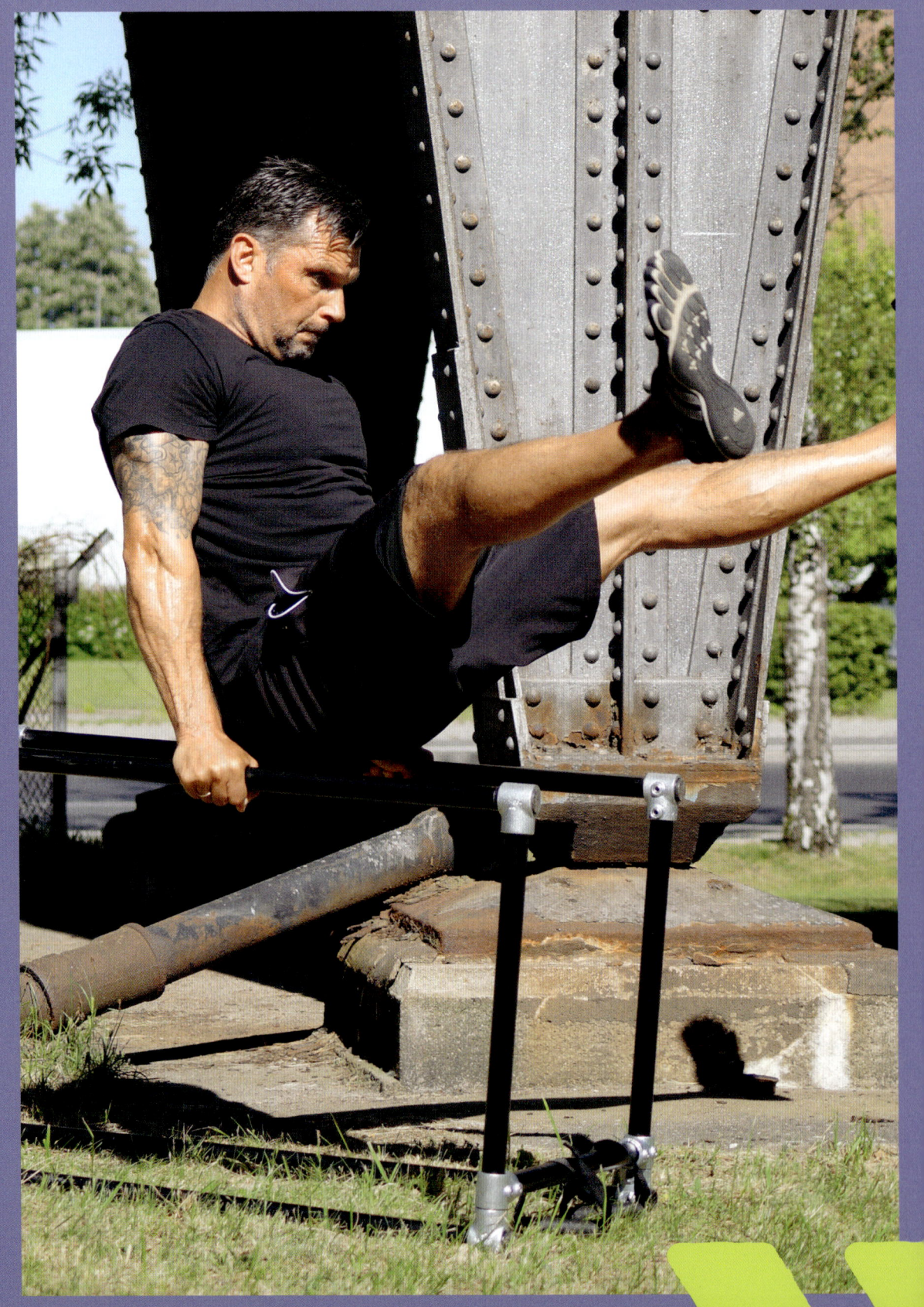

BEDIENUNGSANLEITUNG FÜR
DEINEN
ALLTAG

BEDIENUNGSANLEITUNG FÜR DEINEN ALLTAG

Wenn du den Inhalt von der ersten bis zu dieser Seite aufmerksam studiert hast, konntest du bereits wertvolle Grundlagen, wichtige Zusammenhänge zwischen Beweglichkeit,
Balance, Kopf und Körper und den richtigen Rahmen dafür
kennenlernen, um in Bewegung zu kommen und zu bleiben.
Jetzt ist es wichtig, dass dieses Wissen nun auch in deinen
Alltag kommt – und dort bleibt. Weil es eben nicht kompliziert
und aufwendig ist, sondern einfach.

ROUTINE ENTWICKELN

Um langfristigen Erfolg zu haben, der dir Beweglichkeit, Gesundheit und Leistungsfähigkeit ermöglicht, ist es ebenso hilfreich wie entscheidend, Bewegungsroutinen zu finden, die dir spürbar guttun, sie in deinen Alltag zu integrieren und
regelmäßig zu absolvieren.

Der Duden definiert Routine als eine »durch längere Erfahrung erworbene Fähigkeit, eine bestimmte Tätigkeit sehr sicher, schnell und überlegen auszuführen«. Fangen wir also an mit deiner Erfahrung!

Finde dein neues Normal

Es geht dabei also nicht um eine einmalige Veränderung, ein kurzfristiges Andersmachen. Unser Körper und vor allem unser Kopf brauchen einerseits das
spürbare Vertrauen, dass dieses »Anders« guttut, um sich damit zu arrangieren
und anzufreunden. Und andererseits gehört dazu auch eine längere Zeit, um
diese Erfahrung zu verankern. Genau aus dieser Kombination ergibt sich die
Fähigkeit, dieses ursprüngliche »Anders« zu deinem »neuen Normal« zu entwickeln.

Was sich zunächst vielleicht wie ein Experiment für dich anfühlen mag, wird
durch Regelmäßigkeit zu einem wertvollen Teil deines Alltags und deines neu-
en, gesunden und beweglichen Lebens.

MAN IST NIE ZU ALT (ODER ZU JUNG), UM SICH ZU BEWEGEN

Natürlich hat man im hohen Alter nicht mehr genau dieselben körperlichen Fähigkeiten wie als Jungspund. Nach einer Bewegungseinheit braucht man vielleicht etwas mehr Erholung, möglicherweise sagt uns der Körper, dass er vor dem Turnen oder Laufen gern ein wenig aufgewärmt werden würde. (Auch wenn wir uns erinnern, dass wir damals einfach losgerannt sind.) Das ist okay und vollkommen natürlich. Dennoch wäre es fatal, ab einer bestimmten Jahreszahl einfach gar nichts mehr zu tun, sich überhaupt nicht mehr zu bewegen.

Jemand, der bereit war, mit 60 Jahren etwas Neues auszuprobieren, ist Rik De Lisle, der dir hier verrät, wie er sich durch neu gewonnene Routinen besser fühlt.

»Okay, ich bin Radiomoderator und arbeite mit meiner Stimme. Also muss ich in meinem Job nichts Schweres tragen oder so. Aber jünger werde ich eben auch nicht – doch mit Karstens Plan geht es mir super. Im Alter werden manche Dinge eben schlechter oder mühsamer, dann musst du einfach das Mindeste tun, damit du gesund bleibst. Doch für diese Erkenntnis brauchte ich ein Weilchen … Kurz nach meinem 60. Geburtstag hatte ich Karsten getroffen und ihm erzählt, jetzt mit ›60 plus‹ könnte ich doch endlich aufhören, jeden Tag zu trainieren. Daraufhin nickte er freundlich, lächelte und erklärte mir, dass ich mit 60 erst recht anfangen sollte, mich um mich selbst zu kümmern, um gesund zu bleiben! Und es ist schwer, zu Karsten ›nein‹ zu sagen. Also habe ich mich überzeugen lassen, ein paar Dinge auszuprobieren.

Wir haben uns zuerst in seinem Studio getroffen, sodass er einschätzen konnte, in welcher Verfassung ich bin. Daraufhin hat er einen Plan vorgeschlagen mit Bewegungen, die ich alle zwei, drei Tage machen sollte, also nicht täglich, jedoch regelmäßig. Diesen Plan haben wir immer mal wieder leicht verfeinert und verändert, aber im Großen und Ganzen ist es das, was ich jetzt, 15 Jahre später, immer noch mache. Ich bin dadurch nicht zu einem zweiten Arnold Schwarzenegger geworden (zum Glück!), dafür bin und bleibe ich frei von den körperlichen Alltagsproblemen, die viele Menschen meines Alters quälen. Keine Rückenprobleme, keine anderen Muskelschmerzen und dergleichen. Und es kostet mich lediglich eine Viertelstunde alle zwei Tage. Rik 'n' Roll – ohne Schmerz mit 75!«

Rik De Lisle ist ein US-amerikanischer Hörfunkmoderator. Bereits beim RIAS, dem damaligen Rundfunk im amerikanischen Sektor, ist er am Mikrofon aktiv gewesen – und wird es noch eine Weile bleiben, denn Bewegung muss keine Altersfrage sein.

Rik ist schon immer einer meiner Lieblings-Radiomoderatoren gewesen, zu seiner Musik hatte ich bereits in den frühen 1980er-Jahren trainiert. Später lernten wir uns kennen und sind seitdem in Kontakt geblieben. Ein Treffen mit Rik ist mir in besonders schöner Erinnerung geblieben, denn daraus entstand unsere gemeinsame Arbeit. Wir saßen bei einem Kaffee zusammen und hatten ein intensives Gespräch über Gott und die Welt, und ganz natürlich kamen wir auch auf Bewegung und Sport zu sprechen. Rik sagte mir, dass er sich wieder mehr bewegen müsse. Er würde sich gerne wieder besser fühlen. Am besten geeignet für seinen Alltag wäre ein kurzes Training zu Hause, ganz ohne Schnickschnack. Wir haben ein kurzes, knackiges Programm erstellt – und er fing sofort an zu trainieren. Also direkt am selben Tag.

Das ist jetzt schon einige Jahre her. Und immer, wenn wir uns sehen, sagt mir der inzwischen weit über 70-jährige Rik, dass er genau das gleiche Workout noch immer macht und es zu seinem Alltag gehört. Ohne Wenn und Aber. Rik wechselt nicht ständig seine Trainingsgeräte, baut nicht andauernd neue Methoden und Übungen in sein Programm ein, auch folgt er nicht immerzu den allerneuesten Trends. Er macht das, was ihm guttut – und bleibt dabei mit Beständigkeit und Konsequenz. Nicht mehr und auch nicht weniger. Dieses Beispiel zeigt auf wundervolle Weise: Einfache Bewegungsroutinen und Regelmäßigkeit sind der Garant für Erfolg.

KEEP IT SIMPLE!

Es geht weiterhin um einfache Bewegung, keine komplizierten Dinge. Deswegen kommen hier nun einige weitere Tipps, die ich dir an die Hand geben möchte, damit du heute anfangen kannst, deine ganz eigenen Routinen zu entwickeln.

Die Pumpübung hast du bereits kennengelernt. Wenn du sie schon ausprobiert hast, konntest du feststellen, dass sie ganz einfach gewesen ist. Solche Bewegungsroutinen wirst du umso leichter in dein Leben integrieren können, wenn sie an eine alltägliche Situation anknüpfen. Zum Beispiel:

BEWEGUNGSROUTINE NUMMER 2:
NACH DEM DUSCHEN

Jeder duscht, badet oder wäscht seinen Körper, üblicherweise mindestens einmal am Tag. Und nach dem Waschen cremt man sich meistens ein. Diesen Vorgang kann man ganz einfach intensivieren.

1. Zuerst die Arme: Du beginnst damit, den rechten Arm, während er locker hängt, mit der linken Hand mit festem Griff von der Schulter bis zur Hand in kreisenden Bewegungen einzucremen und dabei zu massieren. Dann machst du das Gleiche mit nach oben ausgestrecktem Arm. Danach folgt dein linker Arm mit der rechten Hand.

2. Die Körpermitte: Dasselbe machst du nun mit der Körpermitte, also mit deinem Rumpf, dem Schultergürtel und – so gut, wie es für dich machbar und erreichbar ist – mit der Körperrückseite. Das bedeutet, du versuchst, mit den Handflächen deinen unteren Rücken und die Schulterblätter zu erreichen. Wichtig: Mach es mit leichtem Druck auf den Körper, wie bei einer guten Massage.

3. Die Beine: Mit beiden Händen vom Gesäß über die Oberschenkel über deine Knie und Waden bis hinunter zu den Fußspitzen. Zuerst das rechte Bein, dann das linke. Immer mit beiden Händen. Mal schnell, mal druckvoll, mal sehr langsam. (Wenn du das regelmäßig machst, steigt übrigens die Chance, dass du dabei Stück für Stück etwas weiter herunterkommst und beweglicher wirst.)

Probiere es aus! Diese simple Übung braucht maximal 5 Minuten. Und sie tut dir gut.

WEITERE ROUTINEN, DIE DIR GUTTUN

Ich bin Trainer und kein Arzt. Die folgenden Bewegungsabläufe sind also keine Rehamaßnahmen. Stattdessen sollen sie dir helfen, deinen Körper zu mobilisieren. Ich werde dabei nicht bis ins kleinste muskuläre Detail gehen, sondern versuchen, dich einfach und verständlich anzuleiten.

Jeder Mensch ist in der Lage, sich einigermaßen zu bewegen – auch du. Es kann ruhig mal ein bisschen brennen, zwicken und ziehen, das ist überhaupt nicht schlimm. Auch Muskelkater ist ein ganz natürlicher Prozess. Die Natur hat uns mit Warnsignalen ausgestattet, die jeder von uns kennt. Schmerz, Schwindel oder Übelkeit: Das sind die natürlichen Grenzen, die wir nicht erreichen oder gar überschreiten wollen. Schwitzen, erhöhter Puls und ein Brennen in den Muskeln? Das ist okay. Diese Zeichen zeigen dir ganz natürlich an, dass es jetzt genug ist.

Mit der Zeit wird jeder Ablauf sicherer und intensiver. Du beherrschst die Bewegungsroutinen – und es macht einfach Spaß, die Energie zu fühlen, die du dir angeeignet hast. Diesen Prozess nennt man die Anpassung der Körperstrukturen an die körperliche Belastung. Einfach erklärt: Der Körper versucht, so effizient wie möglich zu arbeiten. Das bedeutet: Je weniger du dich bewegst, desto mehr Muskulatur und weitere Körperstrukturen baut er ab, um Energie zu sparen. Allerdings geht es bei mehr Bewegung gerade nicht um Sparsamkeit, im Gegenteil. Jetzt ist es an der Zeit, einen Leitsatz, den du einige Seiten zuvor gelesen hast, einfach umzudrehen:

• Nicht liegen, wenn du sitzen kannst …
• Nicht sitzen, wenn du stehen kannst …
• Nicht stehen, wenn du laufen kannst …
• Nicht laufen, wenn du rennen kannst …

Also locker loslegen und dann einfach dranbleiben!

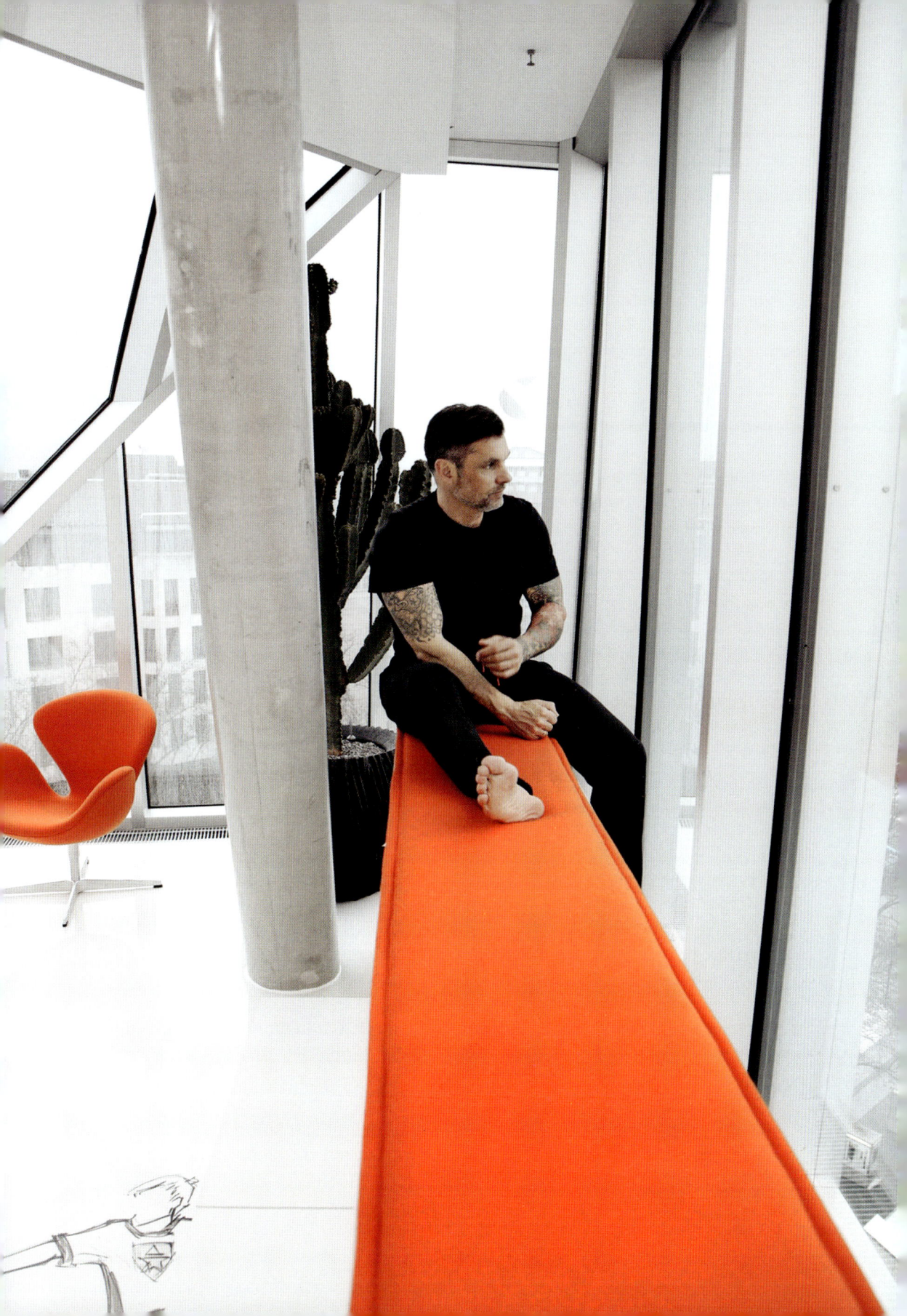

BEWEGUNGSROUTINE NUMMER 3:
ALLES BEWEGT SICH

1. Stehe aufrecht mit hüftbreiten Füßen. Dein Blick ist nach vorne gerichtet.

2. Von hier aus hebe beide Arme ausgestreckt langsam und gleichmäßig in einem Bogen über den Kopf und schiebe die Hände in Richtung Decke, sodass sich die Ellbogen vollkommen strecken.

3. Lasse die Arme in dieser Position und gehe jetzt auf die Zehenspitzen. In dieser gestreckten Position bleibst du für 10 Sekunden.

4. Senke nach diesen 10 Sekunden die Hacken wieder auf den Boden und gehe jetzt aus dem hüftbreiten Stand in eine über schulterweite Position. (Deine Arme sind weiterhin über dem Kopf ausgestreckt.)

5. Komme jetzt so tief in die Hocke, wie du kannst. Senke dabei die Arme gestreckt nach vorn und bleibe für 5 Sekunden in dieser Position.

6. Bleibe in der Hocke und führe deine Fingerspitzen zum Fußboden. Laufe von hier aus mit den Händen in kleinen Schritten nach vorne, setze danach auch die Knie auf den Boden, lege den Körper langsam flach auf den Boden ab und schiebe die Arme weit nach vorn. (Genau, jetzt liegst du also flach auf dem Boden.)

7. Hebe die ausgestreckten Arme und Beine jetzt an, öffne und schließe sie so weit und so oft, wie du es schaffst.

8. Stelle nun die Arme links und rechts neben dir in Brusthöhe auf und hebe deinen Körper nach oben in den Vierfüßlerstand. Von hier aus variiere spielerisch und leicht zwischen einem Katzenbuckel (Rücken rund nach oben) und einem Hohlkreuz, beuge und strecke also im Wechsel deine Wirbelsäule so oft, wie du es schaffst.

9. Stelle danach ein beliebiges Knie nach vorn, richte den Oberkörper auf, stütze dich mit beiden Händen auf das Knie, stehe dann auf – und schon hast du die Übung beendet.

Diese gesamte Abfolge fällt dir am Anfang garantiert nicht sofort leicht. Jedoch wird es dir von Tag zu Tag besser gelingen. Sobald du diese neun Schritte hintereinander schaffst, kannst du diese Abfolge Schritt für Schritt weiter ausbauen, indem du mit A beginnst, dich auf B steigerst und bald schon C zu deiner täglichen Routine machst:

A: Du machst den Zirkel 1-mal täglich.

B: Du absolvierst den Zirkel 2- bis 3-mal hintereinander (mit einer kurzen Pause).

C: Du machst den Zirkel in der Variante B mehrmals am Tag. Bald schon wird sich dein Körper anpassen und du bemerkst, dass du mobiler geworden bist.

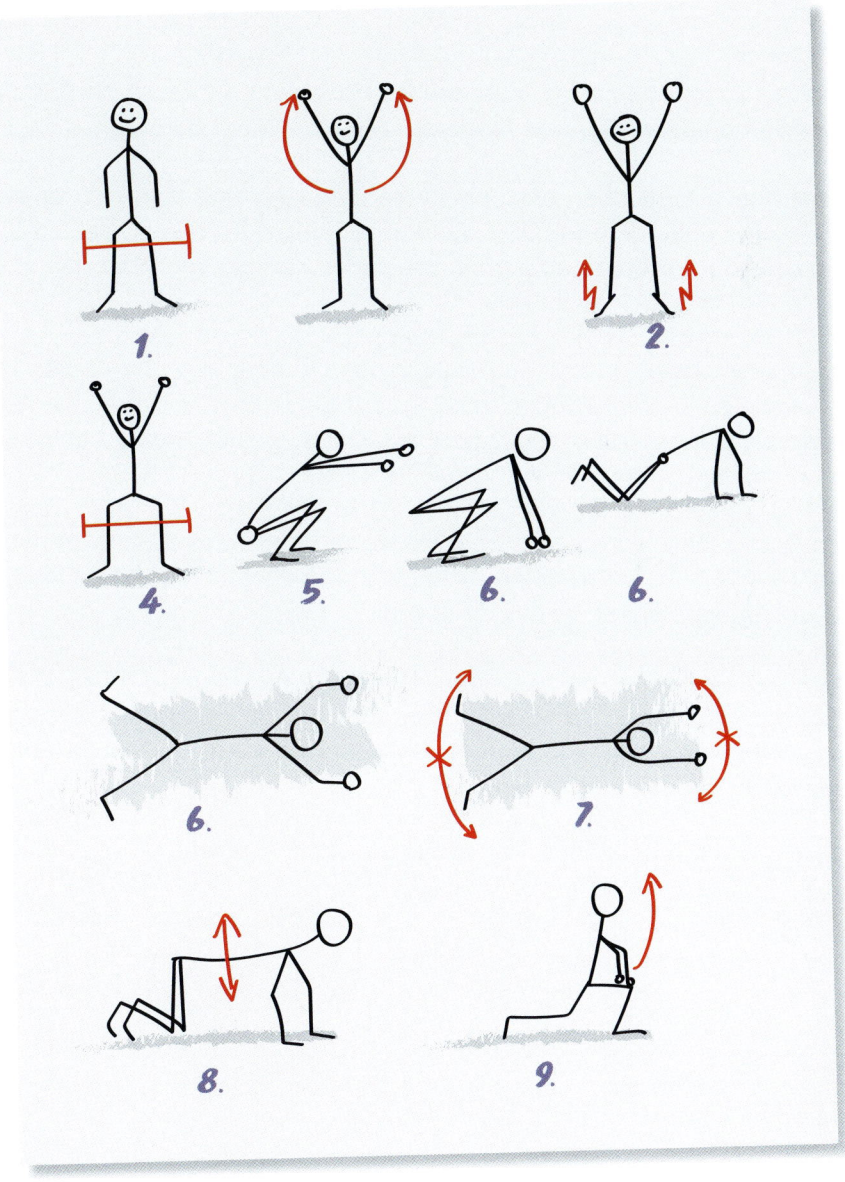

GEGEN DIE WAND UND IN DIE LUFT

Diese zweite Bewegungsroutine ist etwas dynamischer;
auch diesen Ablauf kannst du sofort in die Tat umsetzen!

1. Platziere deine Füße in einer hüftbreiten Position und strecke die Arme gerade nach vorne aus, sodass die Fingerspitzen eine Wand berühren.

2. Ziehe nun die Ellbogen auf Schulterhöhe zurück und lass dich gegen die Wand fallen. Fange dich mit den Händen ab und stoß danach deinen Körper dynamisch von der Wand ab, so oft, wie du es kannst. Versuche dabei, beide Fersen auf dem Boden zu lassen.

3. Komm jetzt wieder in den aufrechten Stand zurück und führe beide Hände an die Schläfen, deine Ellbogen hältst du auf Schulterhöhe und ziehst dann im Wechsel die Ellbogen hinunter zu deinen Knien – dann wieder hoch und danach gleich wieder hinunter, so oft, wie es klappt.

4. Komm zum Abschluss herunter in die halbe Hocke und springe kraftvoll und aufrecht in die Luft. Nutze deine Arme zum Schwungholen und um dich noch mehr zu strecken. So oft, wie es dir gelingt.

Diese Routine kannst du zu Beginn einmal täglich durchführen. Dein Ziel sollte ein 5-minütiger Zirkel sein, bei dem du die gesamte Übung so oft wiederholst, wie es dir möglich ist. Bald schon wirst du feststellen, dass du es immer öfter schaffst. Bravo!

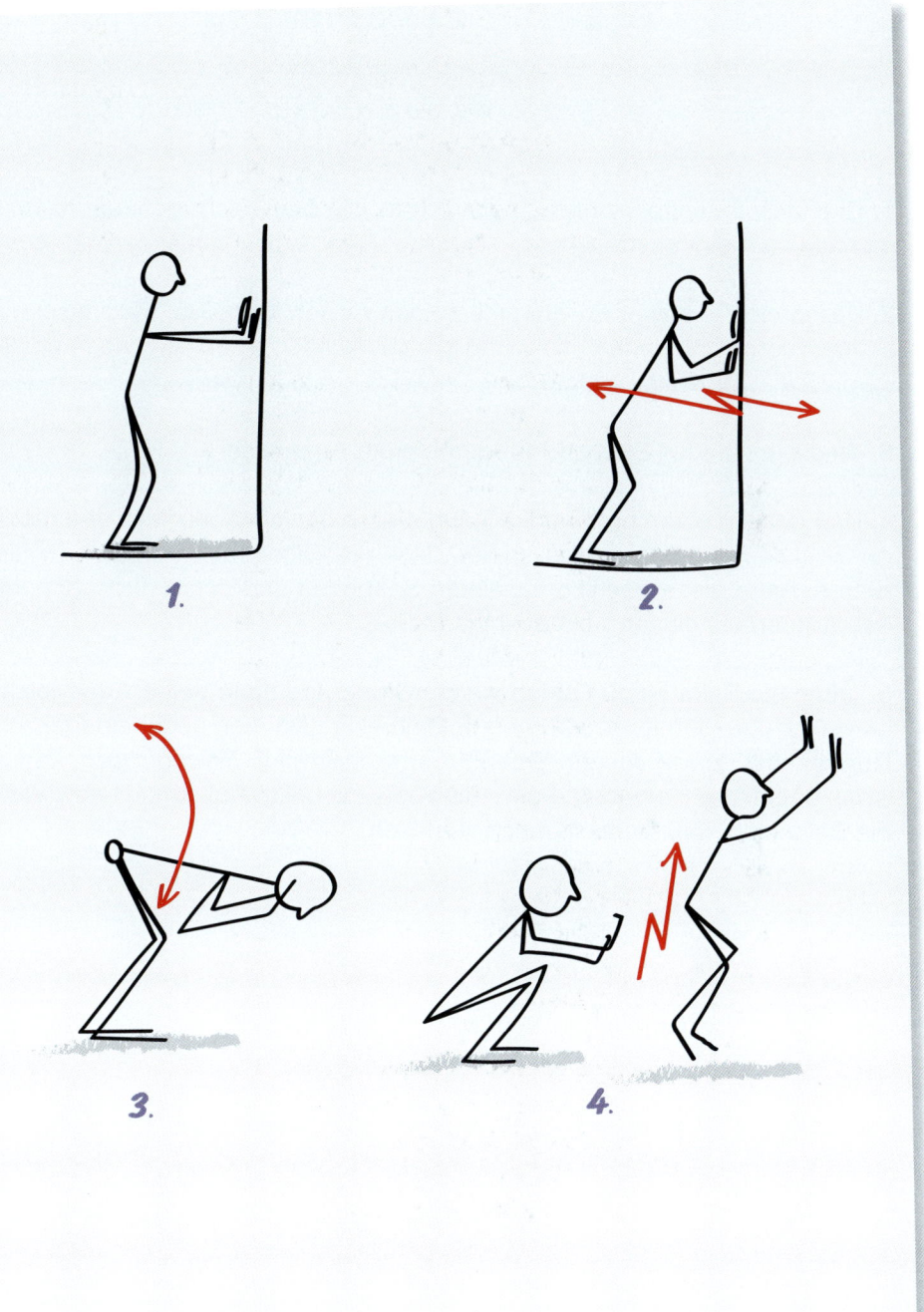

1.

2.

3.

4.

BEWEGUNGSROUTINE NUMMER 5:
AUSLADENDE KREISE

1. Stell dich in einen leichten Ausfallschritt, ein Bein leicht gebeugt nach vorn, das andere bleibt gestreckt.

2. Beschreibe in dieser Position mit beiden Armen 10 große, dynamische Kreise nach vorne und danach 10 große Kreise nach hinten. (Nach und nach kannst du die Zahl der Kreise steigern.)

3. Wechsle nun das Bein und wiederhole die Armkreise.

4. Nun gehe in einen hüftbreiten Stand. Führe beide Hände links und rechts an die Schläfen und beuge dich so vor, dass die Ellbogenspitzen deine Knie berühren. Halte diese Position für einige Sekunden und richte dich dann wieder auf. Wiederhole diesen Ablauf einige Male.

5. Öffne die Füße jetzt in einen weiten Stand und halte deine Arme leicht angewinkelt über den Kopf, während du beide Handflächen gegeneinanderpresst. Nun machst du mit deinem Oberkörper kreisförmige Bewegungen. Lasse die Arme dabei über dem Kopf. Führe die Kreise in beide Richtungen aus. Wechsle die Belastung, mal kraftvoll, mal dynamisch.

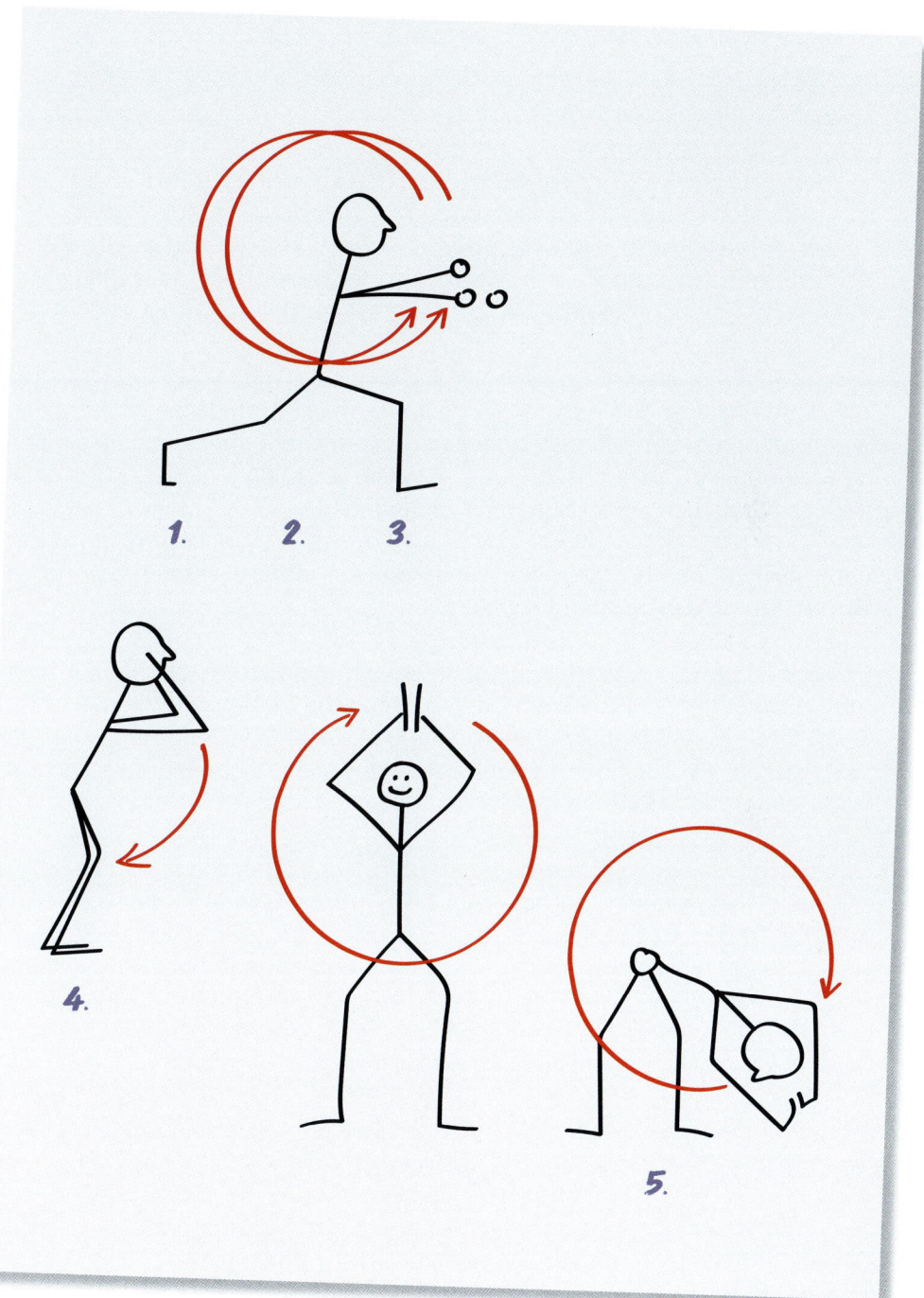

1.   2.   3.

4.

5.

BEWEGUNGSROUTINE NUMMER 6:
TREPPE 2.0

»Nimm die Treppe anstatt des Fahrstuhls« ... oft gehört, selten regelmäßig versucht und meist schnell wieder vergessen. Ich glaube, dass dieser »Treppen-Ratschlag« in der Gesundheits- und Fitnessbranche wohl die meisterteilte Empfehlung zum Fitwerden in den letzten 30 Jahren gewesen ist. Und sie ist gut!

Doch warum fällt es den meisten Menschen schwer, sich daran zu halten und die Umsetzung dauerhaft durchzuhalten? Immer wieder habe ich die gleichen drei Argumente zu hören bekommen: »Das ist langweilig.« Oder: »Das ist mir peinlich.« Und auch: »Das bringt mir Schmerzen.«

• Langweilig ist es nur dann, wenn man stupide, ohne Herausforderung und Abwechslung, die Treppen hochläuft.

• Peinlich ist etwas, wenn man es ohne Überzeugung tut. Viele meiner Klienten bekommen positive Bemerkungen, wenn die Leute sehen, dass sie mit Spaß und Leidenschaft die Treppen steigen. Oder Bewunderung, wenn der Kollege oder die Nachbarin merkt, dass man auch nach einem halben Jahr noch immer die Treppe »rockt«.

• Schmerzen können Veränderung bedeuten. Der Körper passt sich an, nimmt die neue Herausforderung an. Auch beim Treppensteigen solltest du langsam starten, nicht übertreiben, dich behutsam steigern. Bald wirst du ein gutes Gefühl für die Bewegung bekommen und Fortschritte erzielen, dabei werden auch die »guten Schmerzen« (der bekannte Muskelkater) immer weniger. Nur falls der Schmerz intensiver wird, sind das körperliche Warnsignale, die ärztlich überprüft werden sollten.

Also starte deinen neuen Versuch mit der Treppe! Abwechslungsreich, langsam aufgebaut und mit einem selbstbewussten Lächeln.

Mit gutem Gewissen und aus der Erfahrung vom Training mit ganz unterschiedlichen Menschen kann ich sagen, dass wirklich jeder und jede in der Lage ist, eine Etage zu Fuß zu gehen – und darum geht es am Anfang, um nicht weniger und auch nicht mehr. Der erste Schritt hierbei ist es, eine gute Trittsicherheit zu bekommen und den momentanen körperlichen Zustand zu spüren.

Treppen aufsteigen

Die einfachste Methode des Treppenaufsteigens besteht darin, Stufe für Stufe hochzugehen, bei jeder Stufe deutlich das Knie nach vorn und oben anzuheben und den Fuß ganzflächig aufzusetzen.

Achtsame Bewegung: Mach es nicht »irgendwie nebenbei«, sondern achte auf jede Bewegung jedes deiner Körperteile! Dabei solltest du ebenso bewusst darauf achten, deinen Oberkörper gerade zu halten und im Idealfall den Gegenarm parallel zu dem sich nach oben bewegenden Knie mitzuführen: Also linkes Knie nach oben, während du deinen rechten Arm nach oben führst, dann andersherum im Wechsel und so weiter. Das kannst du zu Beginn auch erst mal wie in Zeitlupe durchführen, um dir der einzelnen Bewegungen bewusst zu werden. Wir Trainer nennen das »Bewegungen einbrennen«, wenn man immer wieder auf die kleinen Bewegungsabläufe achtet, denn dann werden sie schon bald zur Routine. (In der Trainingswissenschaft sprechen wir hierbei von Propriozeption, das ist unser körpereigener Sinn, der es uns ermöglicht, den Körper in der Bewegung zu spüren.)

Bald schon denkst du nicht mehr daran – und die »eingebrannten« Abläufe machen jede deiner Bewegungen sicherer. Damit ein komplexer Bewegungsablauf im Sport richtig funktioniert, benötigt man circa 25 000 Wiederholungen. Das geht beim Treppensteigen schneller. Es macht also in vielerlei Hinsicht absolut Sinn, Etage für Etage ganz bewusst zu erklimmen, damit du später verschiedene Techniken des Treppensteigens sicher beherrschst und sich die verschiedenen Körperstrukturen (Knochen, Sehnen, Muskeln, Faszien et cetera) daran gewöhnen und anpassen können. Also achte beim Treppensteigen mit vollem Bewusstsein auf alle beteiligten Partien deines Körpers! Im Unterkörper: von der Hüfte über die Oberschenkel und Knie bis in die Waden, Füße und deine Zehen. Im Oberkörper: Bauchmuskulatur, Rücken, Schultern, Arme, Ellbogen, Hände und Finger – wenn du dir bewusst machst, was alles daran beteiligt ist, wird dir garantiert nicht langweilig!

Diese Technik solltest du zunächst für zwei bis drei Wochen regelmäßig üben. Dabei gilt immer: Sicherheit vor Geschwindigkeit! Dafür kannst du die in deinem Alltag vorhandenen Treppen benutzen und in der Freizeit nach einer Treppe suchen, die etwas Abwechslung bietet: eine besonders schöne Gegend, eine sehr lange Treppe, eine Treppe mit besonders hohen Stufen … lass deiner Bewegungskreativität freien Lauf!

Treppen absteigen

Kennst du schon, kannst du schon? Beim Herunterlaufen kannst du noch bewusster auf deine Bewegung achten. Dabei solltest du erneut jeweils im Wechsel das Knie leicht anziehen, dann mit dem Fußballen zuerst aufkommen und den Fuß kraftvoll und sicher abrollen. Ein kurzer Stopp, dann geht es mit der anderen

Seite weiter. Wieder gilt: Oberkörper gerade halten und über die gesamte Bewegung aufrecht bleiben, dabei den Gegenarm parallel zum absteigenden Fuß mitführen. Mach auch diesen Ablauf zu Beginn ganz langsam, wie in Zeitlupe.

Weitere Bewegungen auf der Treppe

Wenn du zwei bis drei Wochen ebenso regelmäßig wie mit vollem Bewusstsein die Treppen auf- und abgestiegen bist, wirst du ein sicheres und umfassendes Körpergefühl entwickelt haben – und bereit sein für mehr Bewegung und Spaß auf der Treppe. Das kannst du mit den folgenden Variationsmöglichkeiten nun weiter ausbauen!

- Stell dich seitlich zur Treppe und geh die Treppe seitwärts Stufe für Stufe hoch. Achte wieder auf jede einzelne Bewegung deines gesamten Körpers und sämtlicher Körperteile – von der Fingerspitze bis zur kleinen Zehe.

- Dreh dich nach zehn Stufen auf die andere Seite, sodass nun das andere Bein vorne steht. Achte auch hierbei wieder darauf, die Arme parallel zum vorderen Spielbein zu bewegen.

- Interessant wird es, die Treppe seitwärts herunterzugehen, selbstverständlich wieder im Wechsel.

- Die nächste Variante besteht nun darin, zwei Stufen mit einem Schritt zu erklimmen. Mach auch das langsam und bewusst; diese aufmerksame Bewegung trainiert den gesamten Körper bis in den Kopf hinein.

- Eine weitere Variante ist es, die Stufen mit beiden Beinen hochzuspringen und dabei beide Arme schwungvoll nach vorne mitzunehmen. Das solltest du allerdings bitte erst dann machen, wenn du dich bei den vorherigen Übungen schon sicher fühlst und konzentriert bleibst! Beim Herunterspringen solltest du darauf achten, dass du mit beiden Beinen gleichzeitig abspringst und mit leicht gebeugten Knien federnd landest.

Diese Variationen kannst du jetzt weiter ausbauen, wenn du möchtest. Dafür dienen dir zum Beispiel diese Varianten:

- 10-mal seitlich links, dann zehnmal seitlich rechts,
- 10-mal eine Stufe springen, dann locker heruntertraben,
- 10-mal zwei Stufen auf einmal hochspringen.

All diese Spielmöglichkeiten kannst du dann miteinander kombinieren. Bitte achte bei den Treppenübungen immer darauf, dass du wach und konzentriert bleibst, um Verletzungen zu vermeiden. Nicht übertreiben! Es soll auch morgen noch Spaß machen.

Zusätzliche Möglichkeiten auf der Treppe

Wir schauen nach vorn: Die Treppe ist mittlerweile zu deiner persönlichen Spielwiese geworden und du hast Lust auf ein bisschen mehr Belastung, mehr Spaß und mehr Bewegung? Hier sind weitere Vorschläge zum Variieren:

- Du gehst zwei Etagen vorwärts besonders zügig hoch.
- Du gehst zwei Etagen aufmerksam und trittsicher rückwärts herunter.
- Du springst eine Etage Stufe für Stufe hoch und springst sie dann Stufe für Stufe wieder runter.
- Du absolvierst zwei Etagen wie folgt: Nimm zwei Stufen pro Schritt, mach dort eine Kniebeuge und nimm dann die nächsten zwei Stufen.

Noch mehr Dynamik auf der Treppe

Dieser letzte Part ist etwas für alle Menschen, die an der Treppe echten Gefallen gefunden haben. Bitte bedenke, alle vorherigen Schritte erst einmal zu durchlaufen. Denn was jetzt folgt, ist nichts für Anfänger! Alles, was du in den vorherigen Schritten ganz bewusst und aufmerksam gemacht und gelernt hast, solltest du bitte weiterhin beachten: Trittsicherheit, den gesamten Körper spüren, den Gegenarm parallel zum Spielbein benutzen et cetera. Noch ein kleiner Tipp: Benutz die Treppe immer mit einem Lächeln! Und bitte achte auf alle Mitmenschen, die dir dabei treppauf, treppab begegnen. So vermeidet man unnötige Konfrontationen mit anderen sportlichen Mitstreitern – und schenkt ihnen gleichzeitig eine freundliche Begrüßung.

Hier sind jetzt nun die dynamischen Treppenvarianten:

- Du gehst jetzt drei oder mehr Etagen zügig hoch und dann wieder herunter.

- Du absolvierst mindestens zwei Etagen, indem du jeweils zwei Stufen hochspringst und eine Stufe jeweils wieder runterspringst.

- Du gehst zwei Etagen rückwärts zügig hoch und springst dann Stufe für Stufe wieder (vorwärts) herunter.

- Du rennst zwei Etagen hoch und nimmst dabei zwei Stufen pro Schritt. Auf dem Weg herunter nimmst du eine Stufe pro Schritt, wieder mit voller Aufmerksamkeit auf die gesamte Bewegung deines Körpers.

- Du stellst dich vor die Treppe, positionierst einen Fuß auf die erste Stufe und springst im Wechsel auf der Stelle. Mach das eine Weile, bis du außer Atem kommst. (Und dann kannst du noch ein paar weitere Wiederholungen anschließen.)

Ein Beispiel aus der Praxis

Ich musste nicht lange überlegen, welcher meiner Trainees am besten über ein Treppenworkout berichten kann. Bei Leistungssportlern ist auf der Treppe Trainingshärte gefragt. Wenn es 60 bis 90 Minuten lang rauf und runter geht, schnell, langsam, springen, sprinten, rückwärts, vorwärts und so weiter, dann wird dabei nicht gesprochen und vor allem nicht widersprochen. Der Fokus ist voll auf das Training gerichtet. Ich muss anweisen und steuern, eventuell motivieren.

Im Freizeitsportbereich ist es anders; das Training ist etwas ruhiger, ich baue viele Übungsvarianten ein, um die Trainingseinheit abwechslungsreich zu gestalten. Die Intensität des Trainings hängt oft von der aktuellen Tagesverfassung des Trainees ab.

Mit Ilka war das anders. Wir hatten eine kurze Kennenlernphase und ich merkte schnell, dass man mit ihr sehr konsequent trainieren kann. Mit der Zeit lernten wir uns besser kennen und vor allem lernten wir, uns gegenseitig zu respektieren. Das ist die beste Basis für ein zielorientiertes Training. Unsere Trainingseinheiten wurden immer, sagen wir mal, intensiver. Das bedeutet im Klartext: Die von mir vorgegebene Leistung wurde von ihr komplett abgeliefert. Die einzige Ausnahme bei Ilka waren ihre verbalen Attacken gegen mich, die für Außenstehende bestimmt befremdlich gewirkt haben. Ich kann damit umgehen, darüber hinwegsehen und die Trainingseinheit mit einer perfekten Leistung von meinen Trainee beenden. Kurz und knapp: Wir sind ein gutes Team, die beste Grundlage für den gewünschten Erfolg.

Während dieser intensiven Trainingsphase war ich unheimlich stolz auf Ilka – gerade weil es für Menschen, die nichts mit Leistungssport zu tun haben, sehr schwer ist, sich immer wieder über einen längeren Zeitraum aufzuraffen, zu trainieren und vor allem durchzuhalten. Danke für dein Vertrauen, Ilka!

»Durch die Krankheit meines Vaters wurde mir klar, wie wichtig Gesundheit ist – ein kostbares Gut, das ich jedoch selbst vernachlässigt hatte, sowohl auf psychischer als auch physischer Ebene. Die letzten zehn Jahre raste ich unter Hochdruck durchs Leben, mein Gewicht schwankte und ich trug immer noch mindestens 50 Kilogramm zu viel mit mir herum. Mein Blutdruck war zu hoch, die Cholesterinwerte nicht optimal. Die Verantwortung für mich und meine Mutter lastete schwer auf mir, einen Ausfall konnte ich mir schlicht nicht leisten.

Es war Sommer 2016, ich war frei – und nun? Endlich hatte ich Zeit, mich um mich selbst zu kümmern, insbesondere um das Abnehmen. Mein Management schlug vor, diese persönliche Herausforderung mit meinem beruflichen Werdegang zu verknüpfen. Obwohl Cindy längst

Geschichte war, hatte ich immer noch Pläne: ein eigenes Modelabel, soziales Engagement und viele andere interessante Projekte.

›Was hältst du davon, wenn du für eine Weile abtauchst und dann plötzlich 50 Kilo leichter in der Öffentlichkeit erscheinst?‹ Das war die Idee, und sie klang verlockend, doch ich war skeptisch. 50 Kilogramm – ein Ziel, das Disziplin und Ausdauer erforderte. Der Haken: Ich würde von einem Kamerateam begleitet und es würde ein Dokumentarfilm über meine Transformation entstehen. Das bedeutete Stress, Druck und permanente Kontrolle. Zwar träumte ich davon, am Ende in einem traumhaften Outfit in einer Talkshow zu sitzen und meine Doku zu präsentieren, aber der Weg dahin schien steinig.

Tagelang zerbrach ich mir den Kopf über diese Entscheidung. Letztendlich traute ich mir selbst nicht zu, durchzuhalten. Disziplin war für mich ein Fremdwort. Das Abnehmen wollte ich dennoch, jedoch auf meine eigene Art und freiwillig. Also suchte ich nach einem professionellen Begleiter und fand ihn in Karsten Schellenberg, einem Fitnesstrainer aus Berlin, der bereits viele erfolgreiche Transformationen begleitet hatte.

Mein Traum war es, in meinem Leben endlich eine Rolle vorwärts zu machen – kein Salto, ein kleiner Purzelbaum würde mir genügen. Karsten nahm die Herausforderung an und sprach meine Sprache. Der Weg zum Erfolg war jedoch härter, als ich es mir je vorgestellt hatte. Sein Trainingsplatz war der Teufelsberg, ein Trümmerberg im Westen Berlins, und jedes Training fühlte sich an, als würde ich auf den Trümmern meiner eigenen Vergangenheit laufen.

Karsten quälte mich Stufe um Stufe die Treppe hinauf, und bei jeder spürte ich die Last der überflüssigen Pfunde auf meinem Körper: ›Ich kann nicht mehr‹, keuchte ich.

›Habe ich Pause gesagt?‹ Karsten kannte kein Mitleid.

Oben angekommen, sollte der Blick auf Berlin eine Belohnung sein, aber ich fühlte mich wie tot.

›Kotz mir nicht auf meine Schuhe‹, kommentierte Karsten trocken.

Ich schimpfte, fluchte und hasste ihn, aber all das prallte an ihm ab. ›Hör auf zu jammern‹, ermahnte er mich und ließ mich die Tortur mehrmals wiederholen.

Nach dem Training humpelte ich nach Hause, legte mich aufs Sofa und gönnte mir ein Stück Schokolade. Meine Ernährung war nicht vorbild-

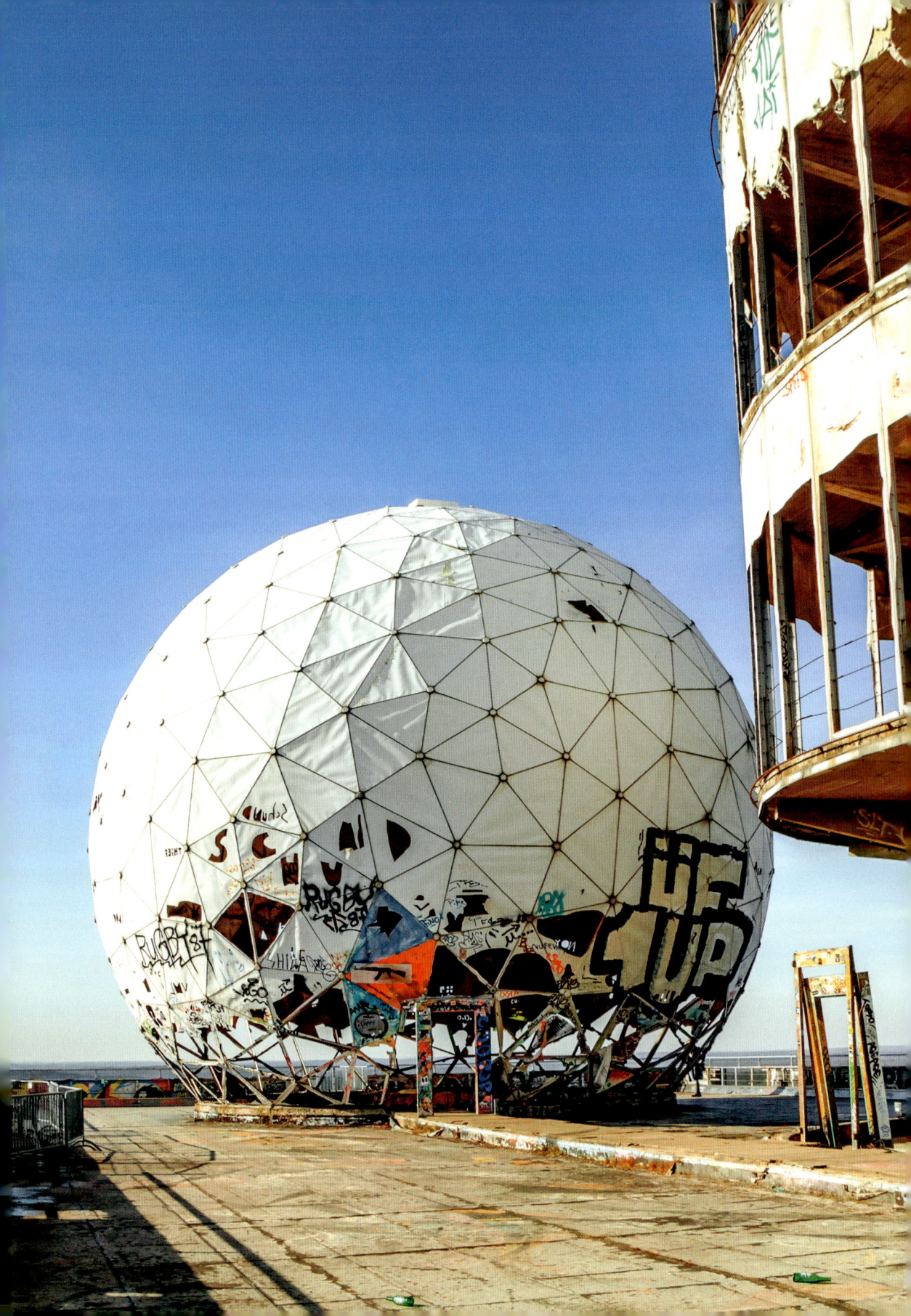

lich, und das bekam mein Körper zu spüren. Fünfmal pro Woche trieb mich Karsten durch ein anspruchsvolles Trainingsprogramm. Meine Gedanken kreisten zwischen Selbstzweifel, dem Verlangen aufzugeben und der Frage, wofür ich das alles eigentlich tat.

Karsten hatte die Antwort: ›Für dich. Es lohnt sich, diesen Weg mit dir zu gehen. Du bist es wert.‹ Seine Worte rührten mich, und ich schämte mich nicht mehr für meine Schwächen. Karsten nahm mich so, wie ich war. Nun musste ich nur noch erkennen, dass auch ich ein wertvoller Mensch war. Meine Selbstinszenierungen waren nur Schutzmaßnahmen, damit niemand meine wahren Narben und Wunden sah.«

Ilka Bessin, geboren 1971 in Luckenwalde in Brandenburg, machte eine Ausbildung zur Köchin, arbeitete als Kellnerin, Hotelfachfrau und Animateurin – und war danach prompt vier Jahre arbeitslos. Anfang der 2000er-Jahre entwickelte sie die Bühnenfigur Cindy aus Marzahn, eine übergewichtige Langzeitarbeitslose aus Berlin-Marzahn mit einer Vorliebe für pinkfarbene Kleidung, und wurde damit zu einer der erfolgreichsten Komikerinnen Deutschlands. Sie engagiert sich für sozial benachteiligte Familien und veröffentlichte ihre Biografie. 2019 ging sie mit ihrem Soloprogramm »Abgeschminkt und trotzdem lustig« erstmals als Ilka Bessin auf Tour und zeigte allen, dass sie auch ohne pinken Jogginganzug die Menschen zum Lachen bringen kann. 2022 kehrte Ilka Bessin mit ihrem neuen Bühnenprogramm »Blöde Fragen – blöde Antworten« zurück auf die große Bühne, denn Menschen zum Lachen zu bringen, ist Ilkas Leidenschaft.

MORGENS IM BADEZIMMER

Morgens im Bad funktionieren die meisten Abläufe automatisch. Jeder Handgriff sitzt, ohne darüber nachzudenken. Das ist ein guter Zeitpunkt, um eine neue Übung in diese Abläufe einzubauen und daraus eine Bewegungsroutine zu entwickeln.

Wenn du gut geschlafen hast, ist dein Körper ausgeruht. Deine Körperstrukturen haben sich regeneriert und entspannt. Noch kurz vorab, bevor es losgeht mit der Bewegung: Die erste Routine, die ich dir für den Morgen empfehle, ist, nach dem Zähneputzen ein Glas lauwarmes Wasser zu trinken. Damit gleichst du den Wasserverlust aus, der beim Schlafen entsteht. Und jetzt geht es los:

1. Sobald du deine täglichen Morgenroutinen im Bad abgeschlossen hast, nimmst du dir ein langes Handtuch.

2. Stell dich mit dem rechten Fuß auf das Handtuch und greif es fest mit der rechten Hand. Halte es seitlich kurz über Kniehöhe, im unteren Drittel des Oberschenkels. (Du bist dabei also leicht nach rechts gebeugt, allerdings nur zur Seite, nicht nach vorn.) Ziehe jetzt fest mit dem Oberkörper nach links und halte diese Spannung für 30 Sekunden. Atme danach mehrmals tief ein und wieder aus. Wiederhole den gleichen Ablauf mit der linken Seite.

3. Greif nun das Handtuch mit beiden Händen und halte es etwas mehr als schulterweit mit festem Griff vor deinem Kopf und ziehe es kraftvoll mit beiden Händen nach außen (als würdest du es zerreißen). Jetzt gehst du in dieser Haltung so tief in die Hocke, wie es dir gelingt. Dabei bleiben beide Füße fest auf dem Boden und dein Rücken gerade. Halte diese Position für 30 Sekunden. Atme tief ein und aus. Lasse das Handtuch danach fallen, strecke und schließe die Beine und richte den Oberkörper langsam auf, bis du aufrecht stehst. Beuge dich von hier aus ganz natürlich nach vorne und bleibe kurz in dieser Position. Richte dich dann Wirbel für Wirbel langsam wieder auf. Diesen gesamten Bewegungsablauf gern noch ein paarmal wiederholen.

4. Mach jetzt einen weiten Ausfallschritt, rechtes Bein nach vorn. Greif das Handtuch, halte es wieder etwas mehr als schulterweit mit festem Griff und strecke die Arme nach oben über deinem Kopf aus. Beuge jetzt die Knie und ziehe das gespannte Handtuch, während du deine Beine beugst, hinter den Kopf. Führe beide Bewegungen zusammen dynamisch sooft du kannst mit dem rechten Bein vorn aus, wechsle dann die Beinstellung und mache die Bewegungen mit dem linken Bein vorn.

5. Stell dich mit dem Gesicht zur Wand auf das ausgebreitete Handtuch, der Abstand zur Wand sollte ungefähr eine Armlänge sein. Geh runter in die Hocke und nimm das Handtuch in den Hammergriff: Halte beide Enden wie einen Hammer, die Fäuste nach vorne gestreckt, die Daumen liegen oben, die Handrücken zeigen nach außen, und oben aus deinen Händen schauen die Enden des Handtuchs heraus. Von hier aus versuchst du, dich so weit wie möglich gegen den Widerstand des Handtuchs, auf dem du stehst, aufzurichten. Spanne alle deine Muskeln an und halte die obere Position für 30 Sekunden. Lasse nach diesen 30 Sekunden das Handtuch fallen, strecke dich ganz lang, stell dich auf die Zehenspitzen und recke die Arme nach oben zur Decke. Lasse dich zum Abschluss in dieser ausge-streckten Position nach vorn an die Wand fallen. Du stehst also jetzt schräg und voll gestreckt mit gespanntem Körper an der Wand. Nach 30 Sekunden in dieser Position bist du fertig.

6. Schüttle zum Schluss 1 Minute lang deinen gesamten Körper aus.

Bravo, das ist eine komplette Morgenroutine! Diesen Ablauf kannst du – wie das morgendliche Zähneputzen – dein Leben lang wieder-holen und fortsetzen.

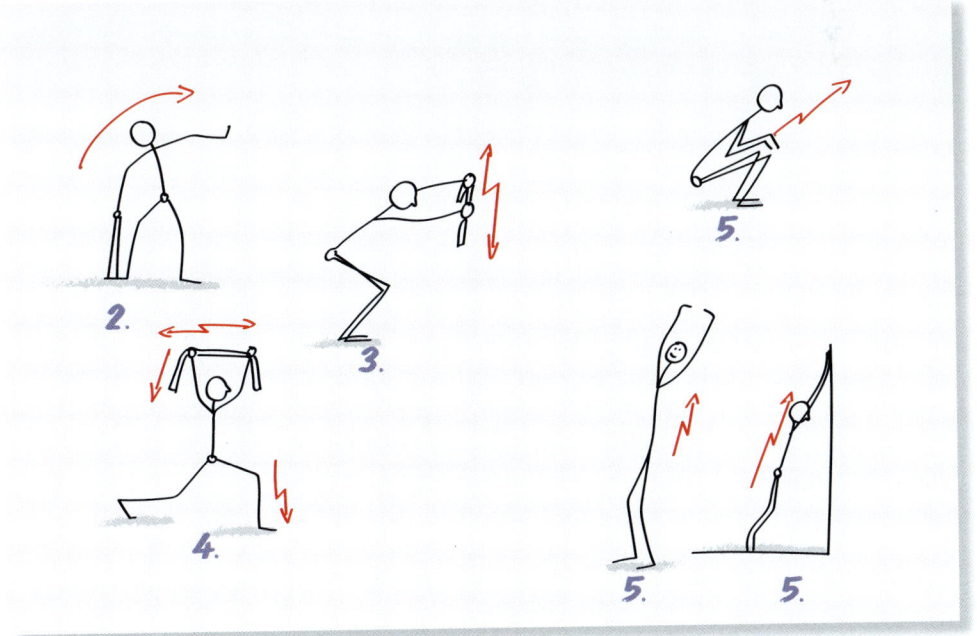

IN DER KÜCHE (FÜR FORTGESCHRITTENE)

Wenn du dich jetzt noch etwas mehr bewegen möchtest, dich etwas intensiver fordern willst, dann habe ich einen kleinen Bewegungszirkel für dich, bei dem du deinen Körper noch deutlicher spüren wirst. Die Herausforderung hierbei ist der Wechsel in den verschiedenen Dimensionen: stehend, liegend, hängend.

Viel Spaß! Du brauchst hierfür einen Tisch, ein Handtuch und einen Stuhl.

1. Laufe zuerst 2 Minuten auf der Stelle und kreise dazu deine beiden Arme. Rückwärts, vorwärts, gerne auch gegeneinander.

2. Stell dich circa 1,5 Meter vor den Tisch und stütz dich mit beiden Händen auf die Tischkante. Du bist jetzt also in einer Liegestützposition. Stoß dich von hier aus kraftvoll so oft nach oben ab, wie du es schaffst!

3. Jetzt lege dich unter den Tisch auf den Rücken und greife die Tischkante von unten mit beiden Händen. Zieh dich so oft am Tisch hoch, wie du kannst. Einfache Variante: Bewege dabei nur den Oberkörper. Schwere Version: Hebe auch dein Gesäß mit an.

4. Stell dich nun vor den Stuhl und hebe im Wechsel ein Bein halbkreisförmig über den Stuhl. Starte mit dem rechten Bein: von rechts nach links, wieder zurück von links nach rechts. Dann Wechsel zum linken Bein. Danach wieder rechts, dann links – soft du kannst. Einfache Variante: Hebe jeweils das Bein über die Sitzfläche. Schwere Version: Hebe das Bein über die Stuhllehne.

5. Letzter Teil dieser Übung: Verlagere das Gewicht auf das linke Bein (Standbein) und stelle den rechten Fuß auf ein Handtuch. Rutsche langsam mit dem rechten Bein (Spielbein) nach hinten. Zieh das Spielbein dann wieder an das Standbein heran. Wiederhole diesen Ablauf soft du kannst – und wechsle dann das Bein. Einfache Variante: Stütze dich an der Stuhllehne ab. Schwere Version: Führe die Übung freihändig aus.

Diesen Zirkel kannst du – je nach Tagesform, Lust und Laune – beliebig oft wiederholen.

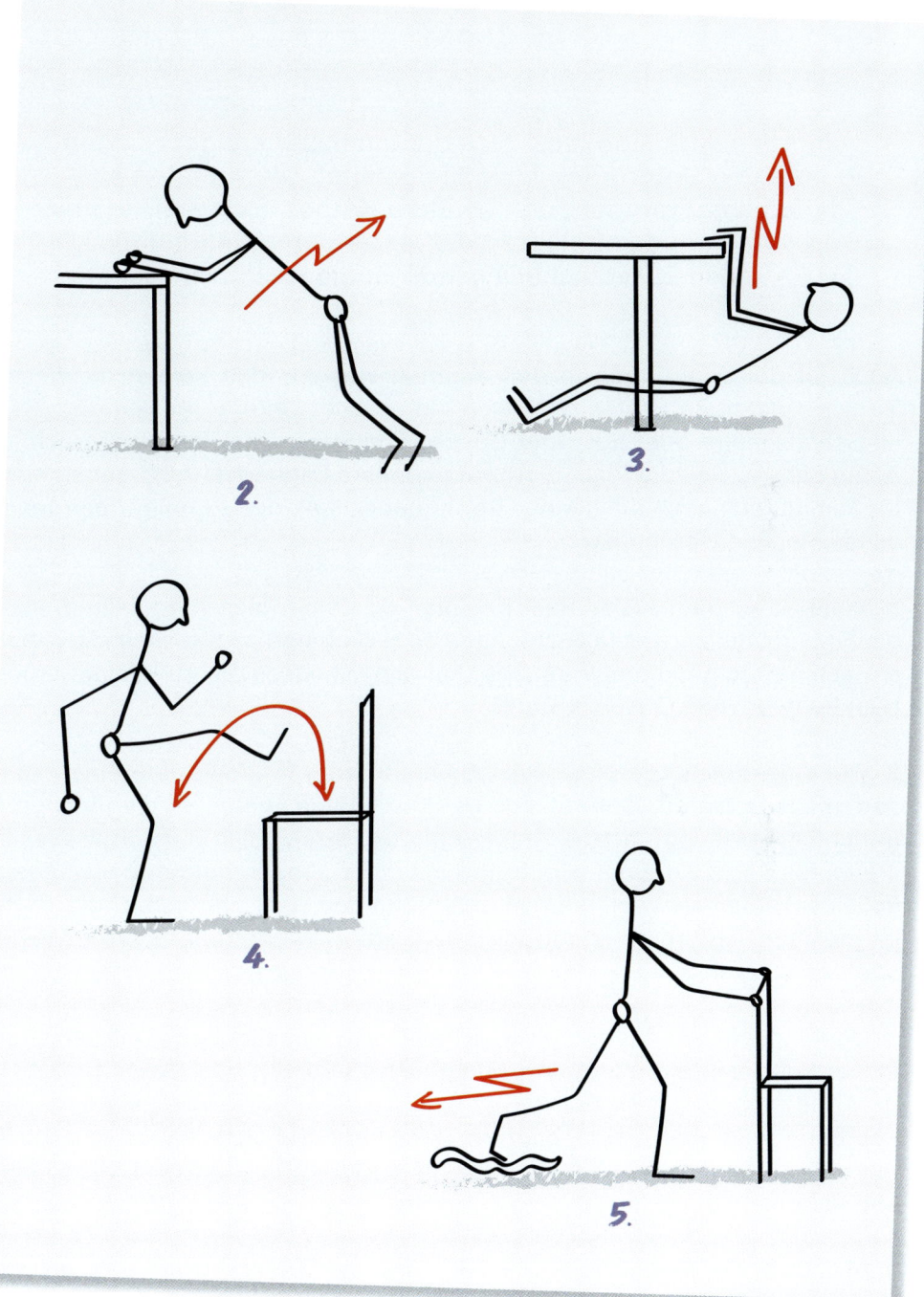

2.

3.

4.

5.

BEWEGUNGSROUTINE NUMMER 9:
IM SCHLAFZIMMER

Im Athletiktraining lässt sich die Intensität steigern, indem man den Untergrund instabil gestaltet. Die Athleten sind dadurch gezwungen, den eigenen Körper noch stärker und bewusster zu kontrollieren. Außerdem bringt man dadurch noch zusätzliche Dynamik in die Ausführung.

Auch für deine Übungen in den eigenen vier Wänden kannst du dieses Prinzip nutzen. Zu Hause lässt sich ein weicher Untergrund auf dem Bett im Schlafzimmer oder auf einer Couch simulieren. Das Bett eignet sich im Alltag besser, weil die Fläche größer und ohne Lehnen ist. Und genau hierfür kommt jetzt noch ein kleiner Bewegungszirkel, der zu deiner morgendlichen Routine werden kann.

1. Volle Streckung: Als Auftakt beginnst du damit, dich für 1 Minute ausgiebig und intensiv in alle Richtungen zu recken und zu strecken. Stell dich danach aufrecht hin und versuche, auf die Zehenspitzen zu kommen (und behalte dabei das Gleichgewicht).

2. Rund werden: Lege dich rücklings aufs Bett und lege deine Fingerspitzen an die Schläfen. Zieh jetzt deine Knie an und versuche, die nach vorn gerichteten Ellbogen an die Knie zu führen. Streck dich danach wieder in die Länge aus. Und dann wieder ran mit den Ellbogen an die Knie! Sobald du einen guten Bewegungsrhythmus gefunden hast, versuche, die Füße im gleichen Takt zu strecken und anzuziehen. Wiederhole diesen Ablauf, sooft es dir gelingt.

3. Jogging auf der Matratze: Jetzt stell dich auf das Bett und fang an, locker auf der Stelle zu laufen. Steigere das Tempo und nimm auch deine Arme im natürlichen Schwung mit in die Bewegung. Wechsle dann die Laufbewegung: Zieh zuerst die Knie nach vorn und oben an, bring danach die Hacken nach hinten bis ans Gesäß. Laufe weiter auf dem Bett mit diesen Variationen.

4. Mit Schwung: Stell dich vor das Bett (mit dem Rücken zur Matratze) und lass dich schwungvoll nach hinten unten abrollen, bis du mit hinter dem Kopf ausgestreckten Armen auf dem Bett liegst. Rolle dich genauso wieder auf und komme ebenso schwungvoll zurück in den aufrechten Stand. Wiederhole dieses Ab- und Aufrollen so lange, wie du es locker schaffst.

5. Stützen und Strecken: Stelle dich jetzt mit dem Gesicht zum Bett. Stütze dich mit angewinkelten Ellbogen und gestrecktem Körper darauf ab – etwas leichter: auf dem stabilen Bettrand, etwas anspruchsvoller: mit den Händen auf der Matratze. Mache einige Liegestütze und halte dann gleich im Anschluss für einige Sekunden das rechte Bein nach hinten und oben ausgestreckt. Danach das Gleiche mit dem linken Bein.

Geschafft? Bravo! Aus diesem Ablauf kannst du eine tägliche Morgenroutine machen, die dich dein ganzes Leben lang begleitet.

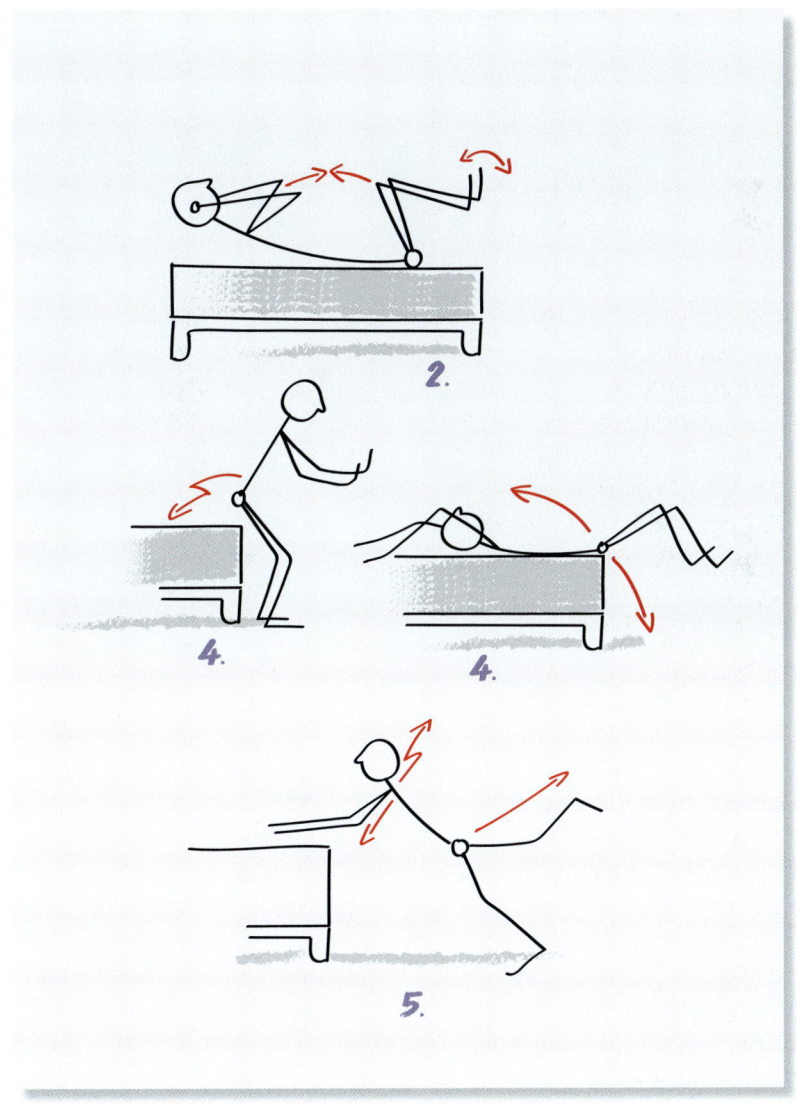

BEWEGUNGSROUTINE NUMMER 10:
ÜBERALL UND IMMER ...

Deinen Körper mal kurz »frei machen«, ob im Anzug oder im Blaumann. Das geht überall, schnell mal eine kurze Runde, oder etwas länger, wenn man alle Bewegungen etwa 30 Sekunden lang macht.

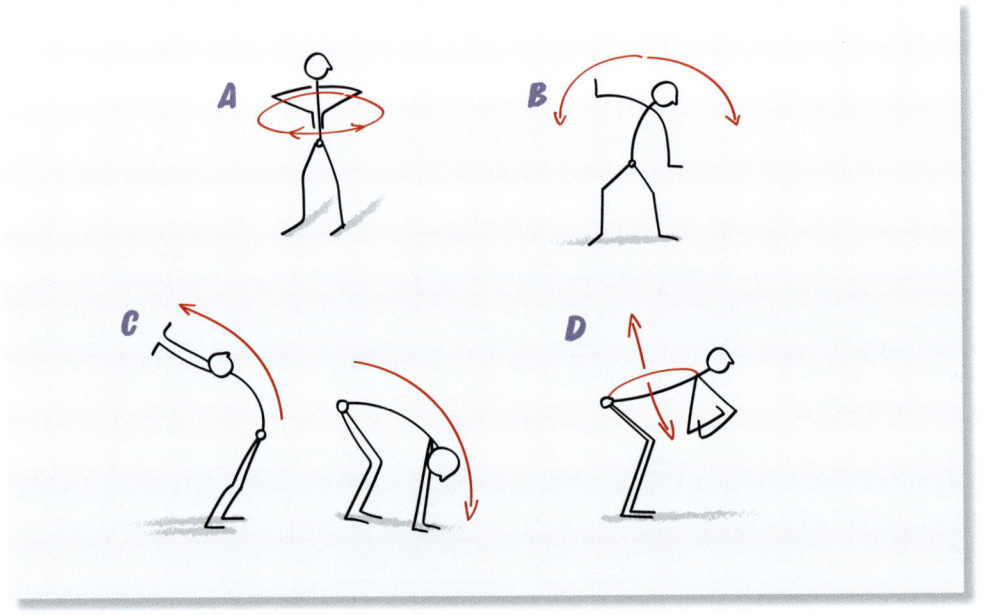

Zu guter Letzt: Als Trainer kann ich dann doch nicht aus meiner Haut ... und es ist einen Versuch wert! Für mich, ob ich es geschafft habe, dich zu bewegen, und für dich, ob du jetzt Lust auf Bewegung hast.

Bis hierhin scheint alles gut gelaufen zu sein. Du hast durchgehalten und Kopf und Körper bewegt. Wenn du Lust auf mehr hast, dann gebe ich dir ein Beispiel, wie einfach ein kleines Trainingsprogramm aussehen kann. Du brauchst nur einen Stuhl und Lust, dich zu bewegen. Beim Training gibt es einige Vorgaben und Abläufe, die geregelt sind. Grob erklärt sind es Rituale, die dazu dienen, die Leistung zu steigern. Also einen Plan mit festen Wiederholungen und Zeitvorgaben.

Der Plan: »Wiederholung« bedeutet, wie oft man eine Bewegung ausführt. »Satz« bedeutet, wie oft man die Übung wiederholt. Wir machen 30 Sekunden Pause zwischen den Sätzen und keine Pause bei dem Wechseln der Übungen.

Warm-up: Erinnere dich an die Pumpübung, genau diese Übung 60 Sekunden bitte.

Übung 1: Liegestütze an den Stuhlbeinen. Fester Körper, langsame kraftvolle Bewegung, ruhige Atmung. 10 Wiederholungen und 3 Sätze.

Übung 2: Wechselsprünge 10-mal flach über die Stuhllehne und 10-mal hoch über die Stuhlbeine. Springe rhythmisch und in den Knien federnd. Schwinge die Arme mit. 20 Wiederholungen und 3 Sätze.

Übung 3: Kreise dynamisch und mit gestreckten Beinen um die Stuhlbeine. Zeichne mit den Füßen eine Acht um die Stuhlbeine. Lege dabei die Finger an die Schläfen und hebe den Oberkörper leicht an. 20 Wiederholungen und 3 Sätze.

Übung 4: Lehne dich mit den Händen an die Wand und presse den Oberkörper kraftvoll gegen die Wand. Renne jetzt dynamisch 30 Sekunden mit permanentem Druck gegen die Wand. Ziehe die Knie beim Rennen so hoch, wie du kannst. 3 Sätze.

Cool-down: Schüttle und strecke deinen Körper 60 Sekunden in alle Richtungen: Strecken zur Decke – Fingerspitzen zum Boden – Hüfte und Arme kreisen.

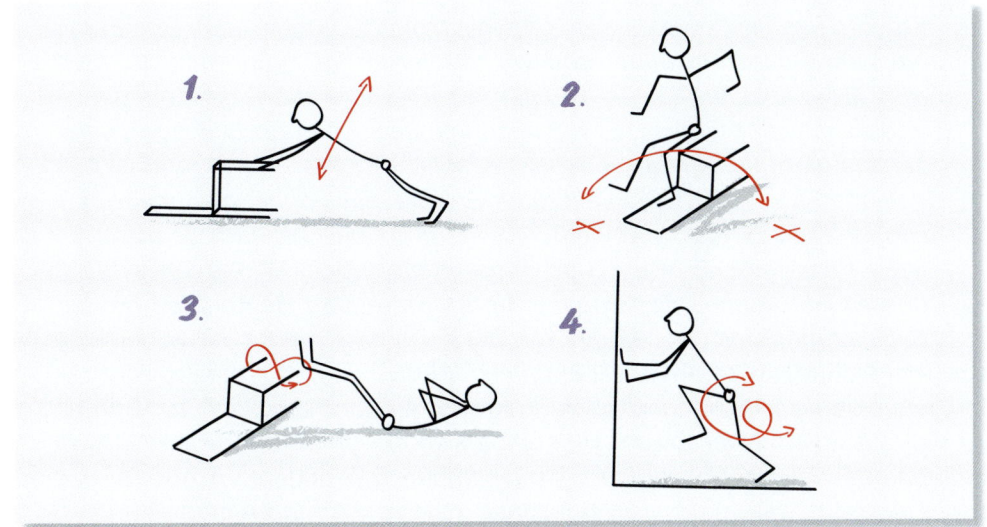

MACH DIR DEIN EIGENES GESCHENK

Bei Rik De Lisle und an weiteren Stellen dieses Buches hatten wir es schon angesprochen: Um in Bewegung zu kommen und dauerhaft beweglich und gesund zu bleiben, ist es absolut entscheidend, dass du deine ganz eigene Motivation entdeckst und erweckst. Dein eigenes Motiv, das dir hilft und den Ansporn gibt, dich regelmäßig zu bewegen. Hier lernst du nun eine Frau kennen, die verstanden hat, dass sie sich damit selbst immer wieder ein Geschenk macht.

»Als ich Karsten vor über 20 Jahren in Berlin kennenlernte, musste ich für den zweiten Bourne-Film fit gemacht werden. Gerade erst hatte ich zwei Wochen Krankenhaus wegen einer Blinddarmentzündung hinter mir und war ziemlich schwach auf den Beinen. Fitness und Sport sind damals Teil meines Schauspielerdaseins gewesen, waren mir aber eher ›lästig und anstrengend‹. Das Credo zu dieser Zeit war: Man muss ›fit gemacht werden‹, so als hätte ich selbst gar nichts damit zu tun. Aber das ist mir erst viel später aufgegangen. Mit Mitte 20 war ich, was Sport und Anstrengung anging, ziemlich faul, und habe stattdessen lieber Zigaretten geraucht und Kaffee getrunken.

Karsten hat mich damals wahrscheinlich gleich durchschaut. Er gab mir ein paar Boxhandschuhe, und wir trainierten im Grunewald. Er trieb mich Treppenstufen rauf und runter, bis ich keuchend in die Knie ging – und dann wurde geboxt. Er hat mich immer angefeuert und war gleichzeitig streng, genau das, was ich damals brauchte. Und wir haben viel gelacht. So wurde Karsten ein guter Freund. Bei ihm hat man sofort das Gefühl, dass er nicht nur weiß, wovon er spricht, sondern es auch mit jeder Faser lebt. Er war – und ist es immer noch! – total authentisch und direkt. Und natürlich super in Form. Bewegung als Konzept, als Lebensstil praktiziert er seit Jahren. Zack! Damals wie heute wusste und weiß ich, dass ich auf Karsten zählen kann. Immer. Wir haben nicht nur viele Jahre miteinander trainiert, wir haben auch ein Buch zusammen geschrieben. Und obwohl wir seit Jahren auf unterschiedlichen Seiten des Atlantiks leben, zählt er für mich immer zum engeren Kreis. Für das Geschenk, das er mir gegeben hat, das Wissen um einen gesunden

Lebensstil, um aktiv und verantwortlich für meine Gesundheit zu sein, bin ich ihm immer dankbar. Und es ist mir jetzt – mit zunehmendem Alter – wichtiger denn je. All das, was ich von ihm gelernt habe, gebe ich jetzt an meine Kinder weiter.«

Franka Potente, das ist »Lola, die rennt«. Der Film stammt von 1998, sie ist auch heute immer in Bewegung. Als Schauspielerin, Regisseurin, Drehbuchautorin, Sängerin, Schriftstellerin und Mutter.

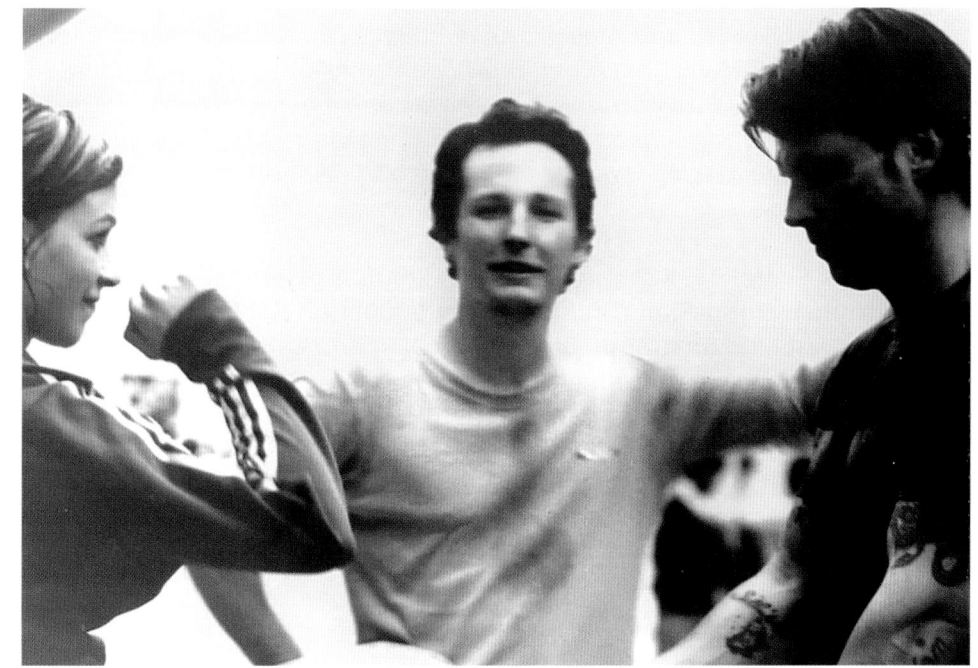

Franka, Max und ich

Wenn du jetzt Lust bekommen hast und mehr Bewegung willst, dann erinnere dich: In Bewegung kommen? Das ist gar nicht mal so schwer, auch wenn es einen starken Willen braucht. Doch dauerhaft in Bewegung bleiben? Das ist die wahre Herausforderung! Dranbleiben, auch genau heute, wenn vielleicht der Kalender voll und dein Akkustand niedrig ist.

Dabei geht es nicht um die Frage, was vielleicht möglich wäre, wenn und falls, sondern um genau die Dinge, die in deinem ganz eigenen Alltag realistisch möglich sind.

Was möglich ist, wenn man wirklich im Hier und Jetzt ist, nicht im Land der Fantasie, das zeigt jetzt kurz vor dem Ende dieses Buches das Beispiel eines Menschen, der in seinem Leben viel erlebt und ausprobiert hat.

»Vor 17 Jahren habe ich Karsten das erste Mal getroffen. Ich war 34. Nach wochenlangem Training sind wir gemeinsam 29 Kilometer in den Alpen über einen Berg gerannt, 1800 Höhenmeter, die wir gemeinsam geschafft haben. Was hinter uns lag? Wir hatten eine Verabredung für genau diese eine Herausforderung. Und es war ebenso anspruchsvoll wie großartig.

In meinem Leben gab es nie große Konstanten. Seit dieser ersten krassen gemeinsamen Erfahrung im Jahr 2006 ist Karsten über die Jahre zu einer wichtigen Konstanten in meinem Leben geworden. Wir trainieren jetzt seit 17 Jahren gemeinsam. Mal für mich selbst, mal für eine Rolle. Es geht um Fitness und Athletik. Es geht um Selbstwahrnehmung und Selbstwertgefühl. Mal auch um den Wiedereinstieg nach einer Sportverletzung. Es geht um das Entdecken eines sich verändernden Körpers, um das Wahrnehmen von Grenzen und manchmal genau um deren Überwindung. Und das alles begleitet von seiner direkten Berliner Schnauze.«

Clemens Schick ist Schauspieler. Man kennt ihn unter anderem aus dem James-Bond-Film *Casino Royale* (2006) und der Star-Wars-Serie *Andor* (2022). In jungen Jahren hat Clemens Zeit im Kloster verbracht, als Türsteher, Kellner und Landschaftsgärtner gearbeitet.

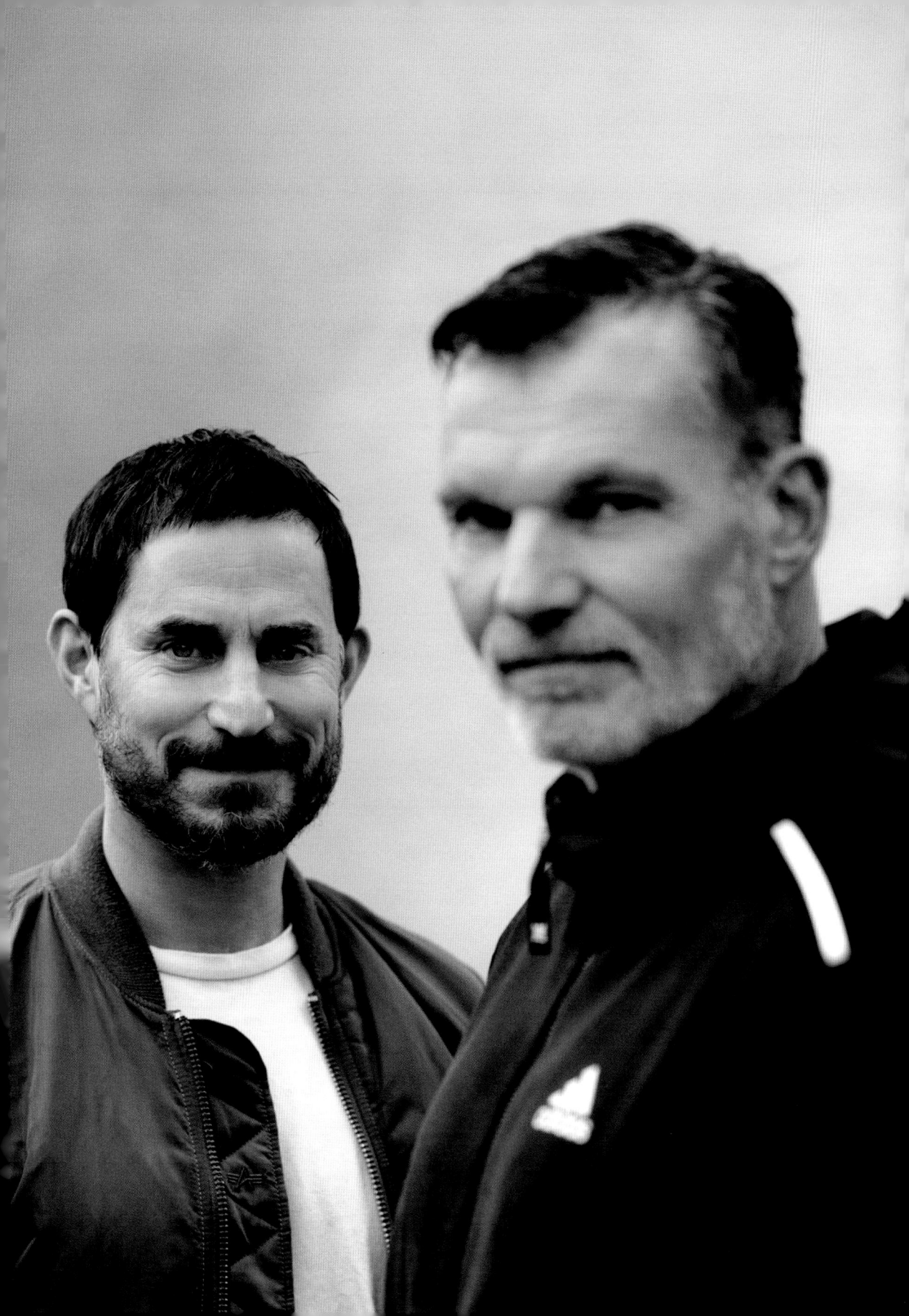

WAS DU AUS DIESEM KAPITEL UND DEM GESAMTEN BUCH FÜR DICH UND DEIN BEWEGLICHES LEBEN MITNEHMEN KANNST

Sei freundlich zu dir und deinem Körper! Denn er ist auch nur ein Mensch.

Vertraue deiner Intuition! Such dir aus diesem Buch diejenigen Dinge und Übungen heraus, die sich für dich genau richtig anfühlen. Hör auf dein Bauchgefühl. Dein Körper weiß, was er braucht. Und er spricht mit dir. Hör ihm gut zu!

Nutz dein Bewegungstagebuch! Auch wenn neue Übungen, die du gestern noch gar nicht kanntest, übermorgen schon zu deinem Alltag geworden sind: Vergiss nicht, von wo aus du gestartet bist. Bleib dran an diesen neuen Abläufen, die dir guttun. Und erinnere dich daran, dass du das alles selbst geschafft hast. Freu dich über deine Bewegung und die bessere Lebensqualität, die du dir jeden Tag selbst erarbeitest.

Ich hoffe, dass du durch dieses Buch in Bewegung gekommen bist, ab jetzt in Bewegung bleibst und Lust auf mehr Bewegung bekommen hast.

Karsten Schellenberg

EIN PAAR GEDANKEN ZUM SCHLUSS ...

Als Trainer ist man oft über viele Jahre ein Wegbegleiter für seinen Trainee. Man geht mit Ihm durch gute und schlechte Lebensphasen. Mit der Zeit entsteht eine Vertrautheit, dir mir bei meiner Arbeit hilft. Zum Beispiel Tagesroutinen, periodische Belastungen im Alltag oder im Beruf. Alles Dinge, die für die Trainingsplanung und vor allem für die Trainingsbelastung wichtig sind. Ich verstehe meinen Trainee, weiß, wie er seinen Tag begeht, wie sein soziales und berufliches Umfeld ist, und schlussendlich dadurch, was für ein Typ Mensch er ist, und kann positiv auf ihn einwirken. Das größte Gut, das ich als Trainer habe, ist die absolute Verschwiegenheit. Wenn ein gesundes Vertrauensverhältnis aufgebaut ist, dann kann ich mit meinem Trainee ehrlich seine Ziele besprechen und kann justieren, sie der momentanen Lebenssituation anpassen und erreichen.

Ich habe lange an diesem Buch gearbeitet und mir die Experten, mit denen ich nicht selber zusammengearbeitet habe, genau angeschaut. Auch meinen Co-Autor habe ich mir bewusst ausgesucht. Wie an anderer Stelle in diesem Buch schon beschrieben, glaube ich, dass man eine gute Sache nur im Team erschaffen kann. Mir ist auch bewusst, dass dieses Buch im besten Fall eine Inspiration ist, denn es ist eine Ansammlung von Lebenserfahrungen von mir und den Experten. Klar, kein Ratgeber passt für jeden Einzelnen, aber die kombinierten Erfahrungen Einzelner können jeden Menschen inspirieren …

Um euch zu inspirieren, erzähle ich aus meinem Alltag, persönlich und beruflich.

Wie sieht ein durchschnittlicher Tag bei dir aus?
Ich kann's immer noch nicht lassen.

Manchmal helfen einem vertraute Personen in persönlichen Gesprächen, die Dinge realistisch zu sehen. Ich habe zum Glück so einen Menschen, und im Laufe der Zeit kann ich offen mit ihm über solche Dinge reden, oder aufschreiben; damit meine ich etwa eine falsche Selbstwahrnehmung oder die Schwierigkeit zuzugeben, dass der Körper älter wird.

Ein Beispiel. Ich wache morgens auf, immer noch energiegeladen, und denke: »Okay, Rock 'n' Roll!« Wenn ich dann aber aufgestanden bin, sagt mein Körper: Mach mal lieber etwas langsamer, alter Sack. Im Kopf bin ich immer noch 30, aber ich merke, dass mein Körper mir dringend etwas anderes mitteilen möchte, und schließlich in Form von Schmerzen auch tut. Ich glaube, mein größtes Glück ist, dass ich meinen Beruf nicht als Arbeit sehe und dass meine Frau mich meine berufliche Leidenschaft ausleben lässt. Ich bin rund um die Uhr für meine Trainees da. Jeden Tag in der ganzen Woche und zu jeder Uhrzeit. Ich reise mit ihnen oder wohne bei ihnen, wie in einem Trainingslager. Das alles seit vielen Jahren. Ich bin meiner Familie sehr dankbar, dass ich das machen darf.

Ich erwähne das, weil ich nicht jeden Morgen zur Arbeit gehe, sondern ich gehe zu meinen Trainees und arbeite mit ihnen. Wir trainieren oder planen, ich treffe mich mit meinen Experten, lerne dazu oder gebe meine Meinung ab. Ich kann essen, wann ich will, und kann auch selber trainieren, wann ich will. Das Training läuft leider nicht mehr so wie früher, aber ich versuche, damit klarzukommen. Also jeder Tag ist anders, aber es geht immer um zwei Dinge: erstens um meine Familie und zweitens um meinen Beruf.

Wie ernährst du dich?

Heutzutage einfach. Aus über 40 Jahren Amateursport sind einige Routinen geblieben, die mir immer gutgetan haben. Ich versuche, immer früh aufzustehen und als Erstes ein Glas Wasser zu trinken (wenn es mir gelingt, dann lass ich einen Kupferbecher voll Wasser über Nacht stehen und trinke das Wasser dann morgens, das hat mir meine Frau empfohlen!). Ich starte immer mit Haferbrei. Ganz einfach: Topf auf die Herdplatte, Milch rein, einen Löffel Ahornsirup, einen Esslöffel Butter, einen Schuss Leinöl und einen geriebenen Apfel. Das dauert in Echtzeit genau so lange, bis der Brei aufkocht, also circa vier Minuten. Das geht also immer. Dazu Kaffee und ein paar Vitaminpillen. Tagsüber esse ich eine Mahlzeit, je nachdem, wo ich bin und was ich gerade bekommen kann. Ich versuche, frisch und unkompliziert zu essen. Ich glaube an das Wohlfühlgewicht, das nennt man heutzutage Set-Point. Eine durchschnittliche Mahlzeit, um diesen Punkt beizubehalten, stelle ich für mich immer aus einer Auswahl derselben Lebensmittel zusammen: Tomaten, Mozzarella, Olivenöl, Essig, Hühnchenbrust, Fisch, Salz, Vollkornbrot, Quark, Dosenfrüchte und Rinderbrühe. Aus diesen Lebensmitteln kann ich allerhand zusammenstellen. Für mich ist Nahrung Mittel zum Zweck, keine Philosophie.

Die letzte Mahlzeit am Tag ist immer eine Portion Magerquark mit Früchten aus der Dose und eine Tasse Tee.

Achtest du da sehr drauf?

Nein, nicht mehr so verbissen wie früher. Aber ich achte auf eine gewisse Regelmäßigkeit, und wenn ich mal aus der Reihe tanze, dann mit Genuss. Je älter ich werde, desto öfter kommt es vor.

Worauf sollte ich bei meiner Ernährung achten? Hast du Tipps oder Faustregeln, wenn ich etwas ändern möchte?

Aus meiner Erfahrung hält man eine moderate Ernährungsumstellung nur langfristig durch, wenn man es unkompliziert macht. Als Faustregel gilt aus meiner Sicht die Verfügbarkeit; also: Kriege ich die Lebensmittel überall? Dann die Zubereitung. Sie muss schnell und unkompliziert sein. Im Idealfall schmecken die selbst zubereiteten Gerichte sowohl warm als auch kalt. Und weil ich mit altbewährten Methoden arbeite, habe ich mir eine Expertin gesucht, die sich mit der modernen Ernährung bestens auskennt und die mir dabei mit Rat und Tat zur Seite steht. Aber auch so gibt es allerhand gute Rezepte und Kochbücher, bei denen man sich anfangs orientieren kann.

Was kann ich tun, wenn es mich mal aus der Bahn wirft? Wie finde ich wieder in Routinen rein?
Dieses Thema ist immer präsent. Aus meiner Sicht kann man gerade solche Situationen nicht verallgemeinern. Krass ausgedrückt kann es passieren, dass man keine Lust mehr verspürt, sich zu bewegen, dann ist das so!

Wenn sich meine aktuelle Lebenssituation drastisch verändert und ich mich trotzdem bewegen will, dann gibt es immer Möglichkeiten, eine Einheit zu integrieren – und wenn es absolut nicht passt, dann kann ein gut trainierter Körper auch mal ein bis zwei Monate pausieren. Das ist nicht schlimm, man muss es nur akzeptieren und nicht ständig mit sich hadern. Ich habe Klienten, die drei Monate trainieren und dann vier Monate davon zehren. Wenn man kein Berufssportler ist, dann gibt es im Leben immer Phasen, in denen andere Dinge Priorität haben. Das ist normal.

Ich versuche, meinen Klienten einen Jahresplan zu vermitteln. Dann kann man entspannter in Bewegung kommen.

Wo siehst du dich in zehn bis zwanzig Jahren?
Ich denke nicht so weit voraus. Ich habe gute Freunde, die auf meinen Körper achten. Meine Verletzungen behandele ich meist selber. Hört sich vermessen an, ist aber so. Zum Doktor gehe ich eher selten, hole mir aber oft einen Rat. Wenn es dann hart auf hart kommt, kann ich mich auf meine Ärzte verlassen, die flicken mich dann schon zusammen. Bandscheibe, neue Hüfte, Knie und so was, das geht über die Jahre schon mal kaputt. Ich bin immer wieder zusammengeflickt worden. Na ja, mittlerweile sieht man mir die vielen kleinen Verletzungen wohl an, oder man sieht es an meinen unrunden Bewegungen. Egal: Es geht mir gut.

Bist du zufrieden mit dem, wie es dir jetzt geht?
Ein klares Ja, ich bin zufrieden.

Was könnte bei dir vielleicht besser laufen?
Das müsste man meine Familie fragen, vielleicht bin ich immer noch zu unruhig und will alles besonders gut machen.

Hättest du vor 20 Jahren gedacht, dass es dir einmal so geht, wie es dir geht?

Nein, weil ich langsam als Trainer an meiner Arbeit gewachsen bin. Ich bin oft ins kalte Wasser gesprungen, gerade im Umgang mit Prominenten. In Workshops fragen mich junge Kollegen, woher ich meine Kunden kriege. Ich habe mir meinen Ruf erarbeitet. Zuverlässigkeit, Verschwiegenheit, die Bereitschaft, immer dazuzulernen und für den Trainee da zu sein, ist meiner Meinung der Schlüssel zum Erfolg in unserer Branche.

Was kann ich tun, wenn mein Umfeld mich und meine Ambitionen ausbremst?

Das hängt von dem Charakter des Trainees ab. Jemand, der einen Plan hat, wird sich so schnell nicht beeinflussen lassen. Ich kenne das Problem von meinen Trainees. Man hat Erfolg durch regelmäßiges Training, man verändert sich optisch, man wird selbstbewusster, leistungsfähiger – das sind alles Dinge, die Neid und Missgunst hervorrufen können. Dann kommen Sprüche wie:

»So viel Sport ist ungesund!«

»Warum trinkst du denn nicht mal ein Glas Wein mit uns?«

»Wie schaffst du es zum Sport mit Mann und Kindern?«

Da muss man sich selber klarmachen, dass diese Vorwürfe von Menschen kommen, die es meist nicht schaffen, etwas für sich zu tun. Ich finde, ein schönes Zitat bringt das Thema auf den Punkt: Das Vergleichen ist das Ende des Glücks und der Anfang der Unzufriedenheit.

Was war die größte Herausforderung deiner Karriere?

Sportlich ohne Frage der Transalpine Run. Sich in Berlin auf den härtesten Berglauf vorzubereiten, war eine große Herausforderung. Sonst ist jeder Trainee eine Herausforderung für mich.

Wie gehst du mit Setbacks, Enttäuschungen und Kritik um? Welche Tipps gibst du deinen Trainees?

Ich halte die eigene Wertschätzung und den Respekt vor der Meinung anderer Menschen für das Wichtigste. Unseren Kindern haben wir beigebracht, zuerst den Menschen zu sehen und nicht das äußere Erscheinungsbild. Und mein Vater hat mir mal gesagt: Höre jedem erst mal zu und entscheide dann, ob er was zu erzählen hat.

Das sind Sätze, deren wahre Bedeutung man oft erst im Laufe eines Lebens wirklich versteht. Mit Kritik konnte ich früher schlecht umgehen, ich habe oft dagegen angekämpft. Ich habe alles sehr persönlich genommen, manchmal sogar sehr verbissen reagiert. Wenn ich einen Wettkampf verloren habe, dann habe ich am nächsten Tag noch härter trainiert. Bis ich bemerkt habe, dass es einen Satz gibt, der alles im Leben verändern kann: Das kann ich nicht, oder: Das weiß ich nicht. Dieser Satz macht das Leben um einiges einfacher. Man muss nicht alles können, aber das, was man kann, sollte man perfekt machen.

Ich muss mich nicht mehr messen oder mit jedem konkurrieren. Ich bilde mich immer noch gerne weiter, sortiere aber im Vorfeld aus, was mich nicht interessiert.

Was ist für dich der beste Teil deines Berufs als Personal Trainer?
Ich habe das große Glück, dass ich meinen Beruf liebe. Egal, mit wem ich arbeite, mich reizt die Herausforderung. Jeder Trainee ist anders. Jetzt im Alter werde ich etwas gelassener. Ich trete nicht mehr mit Kollegen in Konkurrenz. Ich finde einen Trainer oder eine Trainerin gut und tausche mich mit ihnen aus, oder sie sind für mich fachlich irrelevant. Außerdem find ich es mittlerweile sehr interessant, den vielen Influencern zuzusehen, egal, ob es Podcasts sind oder ausgefallene Trainingsvideos. Früher wollte ich mich mit jedem messen, heute bewundere ich die Jungs und Mädels.

DANKSAGUNG

KARSTEN

Mein erster und größter Dank gilt meiner Frau Silvia. Unsere fast 30 gemeinsamen Jahre beschreibe ich in Englisch, weil es einfach schöner klingt: »A Beautiful War« – ich liebe Dich!

Ich bin stolz, zufrieden, glücklich und manchmal sauer auf meine Kinder Francine, Tom und David und auf meine gesamte Familie. Bekannte kommen und gehen, Freunde bleiben ein Leben lang.

Karsten

ANDREAS

Ich danke meiner Mutter, die bis in ihre allerletzten Tage hinein in Bewegung war. Selbst mit 81 Jahren ist sie noch zweimal pro Woche ins Sportstudio gegangen, war mit ihrer Wandergruppe unterwegs und beim Nordic Walking aktiv. Damit ist sie ein großes Vorbild für mich gewesen – in vielerlei Hinsicht. Außerdem bedanke ich mich bei allen sportlichen Trainerinnen und Trainern, die ich seit meinem sechsten Lebensjahr hatte. (Los ging es mit Leichtathletik, später folgten Basketball, Karate, Kendo, Aikido, Freeclimbing, Beachvolleyball, Qigong, Yoga, Triathlon und noch etwas mehr.) Ebenso bei sämtlichen Mitspielern und Mitspielerinnen, gleichermaßen bei – vermeintlichen – Gegnern, von denen ich ebenfalls viel lernen konnte. Danke an Julia, Lea und Max für die spannenden Gespräche, die ich mit euch führen durfte. Und natürlich danke an Karsten für die Herausforderung, dieses Buch mit dir zu erarbeiten.

REGISTER

IMPRESSUM

1. Auflage © 2024 by Südwest Verlag, einem Unternehmen der Penguin Random House Verlagsgruppe GmbH, Neumarkter Straße 28, 81637 München

Hinweis: Die Ratschläge/Informationen in diesem Buch sind von Autor*innen und Verlag sorgfältig erwogen und geprüft, dennoch kann eine Garantie nicht übernommen werden. Eine Haftung der Autor*innen beziehungsweise des Verlags und seiner Beauftragten für Personen-, Sach- und Vermögensschäden ist ausgeschlossen.

Gender-Hinweis: Aus Gründen der besseren Lesbarkeit wird in diesem Werk an manchen Stellen auf die gleichzeitige Verwendung der Sprachformen männlich, weiblich und divers (m/w/d) verzichtet. Sämtliche Personenbezeichnungen und personenbezogenen Hauptwörter gelten gleichermaßen für alle Geschlechter. Die verkürzte Sprachform beinhaltet keine Wertung, sondern hat lediglich redaktionelle Gründe.

Projektleitung: Philipp Christ
Textredaktion und Korrektorat: Susanne Schneider
Bildnachweis: Adobe Stock: 20 (Wesley JvR/peopleimages.com), 35 (Geber86), 65 (Pavel), 72 (blicsejo), 75 (Geber86), 85, 101 (DisobeyArt), 154 (Sina Ettmer); Bünning, Pascal: Cover, 7, 8, 11, 12, 25, 26/27, 167; Hülbert, Björn: 32, 46, 79, 119, 141; Merkblatt Bewegung am Arbeitsplatz 1958: 41; privat: 17, 18, 51, 80, 83, 98/99, 108/109, 112, 115, 134, 165; Weiss, Christian M.: 63, 77, 143-147, 157-163
Umschlaggestaltung, Innenlayout & Satz: OH, JA!, München
Herstellung: Franziska Polenz
Reproduktion: Regg Media GmbH, München
Druck und Bindung: Pixartprinting, Lavis
Printed in Italy

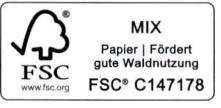

Penguin Random House Verlagsgruppe FSC ® 001967
ISBN 978-3-517-10278-8
www.suedwest-verlag.de